运动肌贴图谱

〔英〕约翰·吉本斯（John Gibbons） 著

刘春龙 张志杰 李晓刚 主译

河南科学技术出版社

·郑州·

备案号：豫著许可备字—2019-A-0118

图书在版编目（CIP）数据

运动肌贴图谱 /（英）约翰·吉本斯（John Gibbons）著；刘春龙, 张志杰, 李晓刚主译. —郑州：河南科学技术出版社，2019.12

ISBN 978-7-5349-9676-4

Ⅰ.①运… Ⅱ.①英…②刘…③张…④李… Ⅲ.①运动性疾病—损伤—胶布—固定术—图谱 Ⅳ.①R873.05-64

中国版本图书馆CIP数据核字（2019）第179419号

出版发行：河南科学技术出版社
　　　　　地址：郑州市郑东新区祥盛街27号　　邮编：450016
　　　　　电话：（0371）65737028　65788613
　　　　　网址：www.hnstp.cn
策划编辑：李　林
责任编辑：任燕利
责任校对：崔春娟
封面设计：张　伟
责任印制：张艳芳
印　　刷：郑州新海岸电脑彩色制印有限公司
经　　销：全国新华书店
开　　本：787 mm×1092 mm　1/16　　印张：7　　字数：150 千字
版　　次：2019年12月第1版　　2019年12月第1次印刷
定　　价：58.00元

参译人员名单

主　译：刘春龙　广州中医药大学
　　　　张志杰　河南省洛阳正骨医院
　　　　李晓刚　环球医生国际医疗中心（广州）
副主译：朱　毅　郑州大学第五附属医院
　　　　王雪强　上海体育学院
　　　　祁　奇　上海市养志康复医院（上海市阳光康复中心）
　　　　钱菁华　北京体育大学
译　者：（按姓氏笔画排序）
　　　　马全胜　首都医科大学附属北京康复医院
　　　　王雪强　上海体育学院
　　　　朱　毅　郑州大学第五附属医院
　　　　伦婷婷　广州中医药大学
　　　　刘从顺　广东宏远篮球俱乐部
　　　　刘书芳　广州体育学院
　　　　刘春龙　广州中医药大学
　　　　祁　奇　上海市养志康复医院（上海市阳光康复中心）
　　　　李大鹏　山东西王男篮俱乐部
　　　　李晓刚　环球医生国际医疗中心（广州）
　　　　吴　苗　深圳市宝安中医院
　　　　宋　朝　郑州大学附属郑州中心医院
　　　　张　璐　国家体育总局训练局
　　　　张志杰　河南省洛阳正骨医院
　　　　陈伯健　广东省中医院（二沙岛分院）
　　　　林志达　广东省二沙体育训练中心体育医院
　　　　罗安民　成都体育学院附属体育医院
　　　　郑小飞　暨南大学附属第一医院
　　　　赵宝茹　广州中医药大学
　　　　秦　鹍　江门市蓬江区中西医结合医院
　　　　钱菁华　北京体育大学
　　　　游九红　广州中医药大学

译者前言

初次见到约翰·吉本斯（John Gibbons）是在2015年，那时他受邀前来广州进行肌内效贴技术和肌肉能量技术（MET）的培训。我当时被他娴熟的技术所折服，他回到英国后还寄给我他所编写的整套书籍。约翰拥有自己的物理治疗诊所，创立了Bodymaster康复技术体系，并在牛津大学教授康复课程，编写了系统的康复技术书籍，是一位能做能写、善于沟通的优秀物理治疗师，是我们物理治疗师的榜样。在机缘巧合下，我组织翻译了他编写的这本书。

众所周知，肌内效贴是目前运动康复领域的流行词，这种色彩鲜艳的贴布在世界各国的重要体育活动中都很常见，甚至在一些休闲娱乐活动中也能看见。它相对简单实用，一旦运用合理，能够显著提高运动员的表现并可减轻疼痛、肿胀。因此，治疗师需要掌握这项技术。

肌内效贴技术的作用在临床上已经被广泛证实，它能够帮助减轻炎症反应、缓解疼痛，促进血液和淋巴循环，改善筋膜和肌肉功能。研究证实肌内效贴技术能够对皮肤、淋巴循环系统产生良好的生理作用。我的研究团队亦证实肌内效贴技术可以改变肌肉、筋膜的生物力线和运动负荷。

这本书能够引导读者学习如何科学、合理地应用肌内效贴技术治疗常见的五十多种运动损伤疾病，包括普通患者和运动员的腰背部、骶髂关节和颈部疼痛等。

需要强调的是：第一，对患者的物理治疗评定是关键，评定决定了肌内效贴技术是否适用和有效；第二，只有具备足够的功能解剖学基础知识和足够的临床实践经验，才能运用肌内效贴技术去满足患者的个性化治疗需要；第三，肌内效贴技术并不是一种独立的治疗手段，因为它经常和其他物理治疗技术联合运用，如肌肉能量技术、肌筋膜技术、动态关节松动技术等软组织治疗技术。

在这本书的翻译和校对中，我们得到了国内外多位康复同仁的帮助和指导，在此一并表示感谢！由于我们水平有限，书中若存在错误，敬请读者朋友斧正。

刘春龙

2019年4月6日于广州

前言

我第一次学习使用传统的运动贴布技术是在英国军队当兵的时候。当时我是一名Arborfield Garrison皇家电气与机械工程师（REME）培训机构的全职体育教练。1996年，我在一家名为Premier Training的公司参与了一门运动治疗课程。在那里我开始学习如何对患者尤其是在体育领域需要用贴布治疗的人群进行评估、治疗和康复，我对这方面的学习充满了热情。

在这门课上，老师花了很多时间教我们如何正确地将贴布贴在身体的特定部位，以达到稳定关节和肌肉的预期效果。我们在课程中使用的主要是氧化锌（Z/O）贴布。这种类型的传统运动贴布可以在一定范围内进行延展，基本上，我们使用这种特定类型的贴布来帮助"稳定"，甚至"固定"相关部位，特别是调整关节的位置以限制关节活动度（ROM）。这项技术帮助我们从开始就预防损伤的发生，所以简单地说，我们学到了一种"预防性贴布"的技术。我们还学习了其他贴布技术，如使用弹性黏合绷带（EAB）。这种绷带，顾名思义，由于其有弹性允许拉伸，可以用于控制受伤后产生的肿胀。弹性黏合绷带也用来帮助降低肌肉张力和减轻血肿，以及作为氧化锌贴布的固定点。

老师们在这门课上教了我们很多技术方法，我尤其喜欢一种被称为麦康奈尔疗法（McConnell regimen）的贴布方式。它是以澳大利亚治疗师珍妮·麦康奈尔（Jenny McConnell）

的名字命名的技术，通常用于减轻膝关节疼痛，特别是调整髌股关节的位置。方法：先使用微型贴布保护皮肤，再使用较厚的棕色医用贴布（通常称为白贴）。白贴用于重新固定髌股关节，通常能立即缓解疼痛。在使用贴布后，建议患者做一些特殊的运动来恢复内侧的股四头肌，就是我们所说的股内侧肌（VM）。这块肌肉参与膝关节的末端屈伸（也称为闭锁原理或锁扣原理）。还有一些被认为控制着髌股关节的特殊纤维附着在这块肌肉上。当髌股关节出现疼痛和肿胀时，这块肌肉和斜行的纤维会迅速萎缩。如果出现这种生物力学的问题，会因为错位导致膝关节疼痛。然而，长期慢性膝关节疼痛的患者通常只需用一条贴布症状就会减轻。

请记住贴布技术是一种辅助膝关节部位康复的技术，而不是膝关节疼痛问题的根本治疗方案。当给患者的髌股关节贴上贴布时，治疗的是"症状"，而不是根源：应用特定的贴布技术，有利于减轻患者的疼痛症状。在减轻了患者的疼痛之后，可以通过物理治疗评估、确定潜在的原因，并制订相应的治疗计划。

我第一次真正应用贴布技术是运动治疗课程结束后不久，我碰巧在威尔士的最高峰斯诺登峰的山顶。我带领一群军人进行登山探险，其中一名士兵因踝关节反转扭伤了脚踝，随后扭伤了脚踝复合体的外侧韧带——距腓前韧带（ATFL）和跟腓韧带（CFL）。我评估之后，认为他是韧带一级扭伤，于是我用背包里的氧化锌贴布给他的脚踝贴成了一种马镫式的"U"形以稳定此处关节。那个士兵完成了这次远征，没有再受伤。下山后，我用冰给这名士兵患处冷敷，冷敷之后，使用弹性黏合绷带来控制和帮助减轻肿胀。

1997年，我决定离开英国军队。幸运的是，我获得了雷丁学院（Reading College）的一个讲师职位，教授运动疗法和运动按摩——在那个时候，我成为Premier Training的讲师，这是我最初接受培训的公司。在我接受高级训练期间，我学到了很多关于运动医学各个领域的知识，并获得了许多宝贵的经验。

在我的职业生涯中，当我想要获得更多物理治疗的知识和培训时，我会参加更高级的培训。随后，我在牛津大学攻读了骨病学位课程，经过5年的专注和努力，我于2003年取得了学位证书。课程结束后，我决定离开Premier Training去追求自己的梦想。2002年，我有机会在牛津大学一个著名的体育中心［1954年罗杰·班尼斯特（Roger Bannister）第一次在这里用4分钟跑了1英里（1.6km）］开设了一个运动损伤诊所。作为诊所主管，我一直在牛津大学运动队治疗处理运动相关损伤，以及作为划船运动员之一参加年度划船比赛。因此，我治疗了数千名运动员的运动相关损伤（包括精英运动员和奥运会级别的运动员）。

多年来，对成千上万的患者，我只使用我最初在1996年学会的贴布技术。然而，有一天，我非常幸运地遇到了运动贴布技术领域的一位传奇人物——罗恩·奥尼尔（Ron O'Neil），他是一名美国运动防护师（ATC），他曾为美国国家橄榄球联盟（National Football League）的运动员提供服务。他教我一种相对较新的运动贴布技术，当时被称为"PowerFlex"

和"PowerTape"方法，并向我展示了使用这种方法的一些令人惊讶的技术。罗恩向我解释说，他会在每次训练前和每场比赛前使用这些技术对运动员进行贴扎，作为一种"预防"措施，帮助减少受伤的可能性。

在学习了这些高超的技术后，我把它们运用到我的贴布技术中，以满足患者的特殊需求。我现在的治疗主要包括整骨、针灸和软组织松解技术，以及在我觉得有必要的时候使用特定的贴布技术。

自1998年以来，我一直在物理治疗和贴布技术领域授课，至今已教过成千上万的学生。我特别喜欢教治疗师各种运动贴布技术，因为我认为我所展示的技术是一种"艺术形式"。例如，贴于患者身上的每一条贴布都是有特定原因的。我总是教导我的学生，在学习贴布技术之前，了解基本组织的解剖结构十分重要——为了准确地理解哪一部分贴布作用于哪一种结构。贴上贴布即应该达到预想的效果；如果没有，应继续使用贴布，直到患者/运动员满意为止。

20世纪70年代早期，一位名叫Kenzo Kase的日本整脊按摩师，发明了另一种叫作Kinesio的贴布（肌内效贴），它彻底改变了我们以往所知的贴布。然而，在他最初的想法出现一段时间之后，这种方法才开始流行起来。我于2000年初第一次接触肌内效贴。当时，并没有给我留下特别深刻的印象，因为它看起来像是在运动员身上混合了多种颜色，我个人也看不出它对患者有什么影响——看起来不过是像安慰剂效应。我花了许多年的时间，尝试了各种各样的肌内效贴技术（KTM），并将它们应用在我运动损伤诊所的许多优秀运动员身上，最后我确信这种方法有效。在我写这本书的时候，"我的手放在我的心脏上"，我可以诚实地说，对于每一个我用肌内效贴技术贴扎过的患者，从来没有人对其具体的应用方法和它们的作用有过负面的评价。

在2012年的伦敦奥运会中我们可以明显看到许多运动员都使用了肌内效贴。在我看来，肌内效贴在2012年运动会中的运用比以往任何一届都要多，这表明这项技术在当时已经非常受欢迎了。另外，在我写这本书的时候，我观察到在许多运动（如橄榄球、网球、足球、田径和排球运动）中，有相当一部分的运动员都会使用这种贴布。

多年来，我一直想写一本关于肌内效贴的书，现在我很开心地看到这本书已经成为可供你们阅读和理解的实物了。我写这本书的主要目的是帮助物理治疗师、运动员，甚至一些没有运动背景的人对这项新生的、很棒的贴扎技术有更好的理解，并由此能够成为他们治疗手段中的一部分。

我希望你能够喜欢这本书，就像我享受于编写它一样。

John Gibbons

感谢

我想要再次感谢Lotus出版社的乔恩·哈钦斯（Jon Hutchings），感谢他给我机会去追求写作的热情，感谢他一直以来的帮助和指导。

感谢Kenzo Kase博士（这项非凡的贴布技术的创始人），感谢他在这个治疗领域所付出的时间和带来的贡献。我希望未来有幸可以与他见面，因为没有他的付出，这本书就不能完成。

在我写这本书时，我的儿子托马斯·里斯·吉本斯（Thomas Rhys Gibbons）13岁。在他11岁时，我写了我的第一本书；他12岁时，我写了第二本书；我想知道在他14岁的时候，我是否能够写出第四本书，时间会给我们答案。Thomas对我而言就是整个世界，我享受见证他的成长过程。我希望在我的成功的激励下，他也能实现他想做的事情。

感谢我的母亲玛格丽特·吉本斯（Margaret Gibbons）和我的姐姐阿曼达·威廉斯（Amanda Williams），她们是我每天都思念的人。感谢我的父亲约翰·吉本斯（John Gibbons），我真心希望他能在这里见证我的成就并且看到他的孙儿成长。我非常思念你，我的父亲。

非常感谢兰·泰勒（Lan Taylor），他是我所有书籍中图片的摄影师。非常感谢他为制作这本书辛苦地工作。他做得非常好，特别是图片的剪辑。

非常感谢模特——丹尼丝·托马斯（Denise Thomas）（我的未婚妻）和她的弟弟安德鲁·哈德森（Andrew Huddison）。丹尼丝已经和我在一起很多年了，现在也仍然忍受着我偶尔的脾气暴躁。我非常感谢她在这本书的创作过程中，对我的鼓励和支持。也许她已经厌倦了"未婚妻"这个称号，可能在我写下一本书的时候，我们就要结婚了。

缩写

ACJ：肩锁关节

AIIS：髂前下棘

ATFL：距腓前韧带

BLM：生物力学升提机制

CFL：跟腓韧带

EAB：弹性黏合绷带

ECRB：桡侧腕短伸肌

Gmax：臀大肌

Gmed：臀中肌

ITBFS：髂胫束摩擦综合征

KTM：肌内效贴技术

LCL：外侧副韧带

MCL：内侧副韧带

MET：肌肉能量技术

MTJ：肌肉肌腱联合

MTJs：肌肉肌腱联合拉伤

NSAID：非甾体消炎药

PFPS：髌股疼痛综合征

PSIS：髂后上棘

REME：皇家电气与机械工程师

ROM：关节活动度

SIJ：骶髂关节

STJ：距下关节

VL：股外侧肌

VM：股内侧肌

VMO：股内侧斜肌

Z/O：氧化锌

常用解剖术语

所有人体运动的参照标准都是从国际公认的解剖位置开始的。解剖位置为人站立位时，面部朝前，手臂垂在身侧，手指伸展，掌心朝前；双脚平放在地面上，略微向外旋。在解剖位置上，关节处于中立位。

外展（abduction）：远离中线的运动（从内收状态返回）。

急性（acute）：近期（几小时、几天或几周内）发作的。

内收（adduction）：靠近中线的运动（从外展状态返回）。

粘连（adhesions）：由于撕裂（如胶原纤维因外伤断裂）或固定（如手术的治疗）而导致的成纤维细胞形成。

传入（afferent）：将液体或神经冲动传入器官或某个部位（与传出相反）。

解剖位置（anatomical position）：身体直立，手臂和掌心朝前。

前（anterior）：靠近人体前部（相对于后）。

骨盆前倾（anterior tilt of pelvis）：骨盆前倾是指骨盆上部向前倾斜，伴有腰部生理曲度增加。

腱膜（aponeurosis）：一种由胶原纤维束组成的纤维薄膜，用于连接肌肉及其附件。

关节（articulation, joint）：两骨或多骨之间的连接部位。

尾侧（caudal）：朝向尾部的；下部的。

头侧（cephalad）：朝向头部的；上部的。

慢性（chronic）：持续时间长（两周或两周以上）的。

对侧（contralateral）：另一侧。

冠状面（coronal plane）：垂直于矢状面的平面，将身体分成前后两部分。

颅侧（cranial）：朝向颅骨/头部，或与颅骨/头部相关。

深层（deep）：远离表面的（与表层相反）。

皮节（dermatome）：由单个脊髓神经后根支配的皮肤区。

远端（distal）：远离结构起点的一端（相对于近端）。

背侧（dorsal）：与背部或后部有关（相对于腹侧）。

传出（efferent）：将液体或神经冲动从中央器官传出（与传入相反）

伸展（extension）：使两块肌腹相远离的关节运动（与屈曲相反）。

筋膜（fascia）：位于皮肤下的结缔组织，包裹肌肉群和内脏器官。

屈曲（flexion）：使两块肌腹相靠近的关节运动（与伸展相反）。

椎间孔（foramen）：椎骨与椎骨之间形成的天然孔隙。

窝（fossa）：凹坑或凹陷。

摩擦（friction）：来回运动（用手指或其他方法）以产生热量。

额状面（frontal plane）：与冠状面相同。

神经节（ganglion）：位于大脑或脊髓外的神经细胞体的集合。

股骨大转子（greater trochanter）：股骨外侧宽而平的隆起。

水平面（horizontal plane）：垂直于身体长轴的横向平面。

下（interior）：在头以下或最大限度远离头部。

附着处（insertion）：肌肉、肌腱或筋膜附着于骨骼的部位。

中间的（intermediate）：位于两结构之间。

同侧（ipsilateral）：位于同一侧。

外侧（lateral）：远离中线的一侧（与内侧相反）。

韧带（ligament）：一条连接两块或多块骨骼的纤维结缔组织。

内侧（medial）：靠近或位于身体或器官的中线（与外侧相反）。

正中（median）：位于身体的中央。

运动（motor）：指从中枢神经系统向肌肉或腺体传递冲动的轴突，产生运动或分泌（与感觉相对）。

手掌（palmar）：手的前表面。

触诊（palpate）：通过按压或触摸进行检查。

足底（plantar）：足的底部。

丛（plexus）：由神经或血管组成的网络。

后（posterior）：与背部或身体后部相关（与前相对）。

椎前（prevertabral）：位于脊椎或椎体前。

俯卧（prone）：身体腹部朝下的体位（与仰卧相反）。

近端（proximal）：靠近身体中心或肢体附着点。

旋转（rotation）：围绕固定轴转动。

矢状面（sagittal plane）：一个沿身体前后位延伸的垂直平面，将身体分成左右两部分。

感觉（sensory）：指轴突将信息从周围传递到中枢神经系统（与运动相反）。

表层（superficial）：在表面上或表面附近（与深层相反）。

上（superior）：在头上或最大限度靠近头部。

仰卧（supine）：身体腹部朝上的体位（与俯卧相反）。

肌腱（tendon）：一种由紧密的规则结缔组织构成，将肌肉连接到骨骼的纤维束。

横截面（transverse plane）：与水平面相同。

结节（tubercle）：骨上的小圆形隆起。

粗隆（tuberosity）：骨表面相对较大的隆起。

外翻（valgus position）：指上肢和下肢骨伸直时，骨的远端相对于近端处于外展的位置。

内翻（varus position）：指上肢和下肢骨伸直时，骨的远端相对于近端处于内收的位置。

腹侧（ventral）：指身体的前部（相对于背部）。

目录

第一章
肌内效贴技术概述

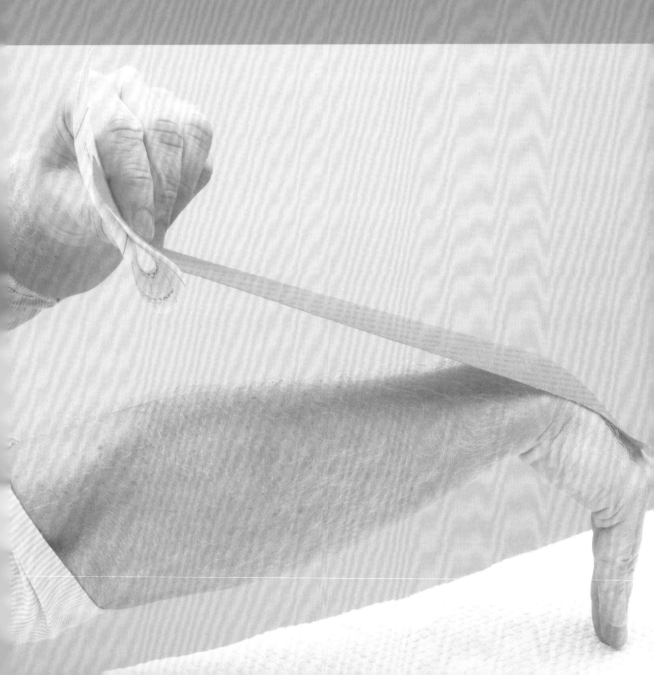

介绍

任何参与运动相关损伤的评估、诊断、治疗和康复的物理治疗师，甚至患颈、背痛的患者，都需要掌握肌内效贴技术。

肌内效贴已然是目前运动医学领域的流行词。

现如今，这种色彩鲜艳的贴布在世界各国的重要体育活动中都很常见，甚至在一些休闲娱乐活动中也能看见。因此，治疗师需要掌握这项技术。它相对简单，只要运用合理，就能够显著提高运动员的表现并可减轻疼痛、肿胀。

这本书能够引导读者更好地理解应用Bodymaster肌内效贴技术的原理和应用时机。它描述了怎样科学地运用已认证的肌内效贴技术来有效地治疗常见的五十多种运动损伤，包括对普通患者和运动员可能表现出来的身体特定部位，如腰背部、骶髂关节和颈部疼痛的治疗指导方针。

下面将针对肌内效贴技术运用于身体不同部位进行解释。

足底疼痛：
- 足底筋膜炎：近端和远端疼痛
- 足跟骨刺
- 脂肪垫综合征

踝关节内翻扭伤：
- 侧副韧带
- 腓骨肌

跟腱炎

小腿拉伤/肌腱拉伤：
- 腓肠肌
- 比目鱼肌

内侧胫骨疼痛：
- 胫骨内侧应力综合征（胫纤维炎）
- 骨膜炎
- 后筋膜室综合征

前侧胫骨疼痛：
- 胫前肌腱病变
- 胫前肌间隔综合征

常见膝关节疼痛：

全膝贴扎用于：
- 髌股关节疼痛综合征
- 髌腱炎
- 胫骨粗隆骨软骨病

膝外侧疼痛：
- 髂胫束摩擦综合征
- 外侧副韧带（LCL）拉伤
- 外侧半月板疼痛

膝内侧疼痛：
- 内侧副韧带（MCL）拉伤
- 内侧半月板疼痛

腘绳肌：广泛疼痛/疲劳

腘绳肌拉伤：
• 内侧拉伤：半腱肌和半膜肌
• 外侧拉伤：股二头肌

股直肌和股四头肌拉伤

内收肌拉伤

臀肌和梨状肌疼痛

腰背痛：
• 腰椎病变
• 脊椎小关节综合征
• 椎间盘病变
• 髂腰韧带拉伤
• 多裂肌拉伤

骶髂关节功能障碍

肋骨/肋间疼痛

胸椎中段疼痛：
• 菱形肌
• 斜方肌下束

后颈部疼痛：
• 椎间关节
• 颈部肌肉
• 颈椎间盘疼痛

侧方颈椎疼痛：
• 肩胛提肌
• 斜方肌上束拉伤

肩关节疼痛：
• 冈上肌肌腱病变
• 肩峰下滑囊炎
• 冈下肌

肩锁关节扭伤

肱二头肌肌腱病变：长头和短头

肘外侧疼痛：
• 肱骨外上髁炎（网球肘）

肘内侧疼痛：
• 肱骨内上髁炎（高尔夫球肘）
• 尺神经

前臂和手腕疼痛：
• 腕管综合征
• 正中神经
• 腱鞘炎

手腕疼痛：
• 桡骨茎突狭窄性腱鞘炎
• 交叉点综合征

应用肌内效贴治疗水肿：
• 踝部水肿
• 膝部水肿
• 股四头肌血肿/水肿
• 前臂间室综合征/水肿
• 肩关节水肿

肌内效贴的历史

20世纪70年代,日本的一位脊医(整脊按摩师)(Kenzo Kase)开始使用一种独特的贴扎方法,使得一种全新的运动贴布得以发展。他十分渴望发展一种全新的贴扎方式,以区别于传统形式的运动贴扎或绑扎,如氧化锌贴布技术。他认为以往传统的贴扎方法虽然可以为肌肉和关节提供支持,但有时会限制关节活动度,并且在有些运用中,传统技术限制甚至抑制身体组织的自愈进程。经过广泛的研究,Kase医生发明了肌内效贴及相应的贴扎技术:这是一个贴扎体系,通过促进淋巴循环,帮助受伤组织自愈,并在不限制关节活动度的情况下为关节和肌肉提供支持。随后,在1988年汉城奥林匹克运动会上,肌内效贴技术被广泛使用,50 000卷肌内效贴被捐赠给了58个国家,这使得肌内效贴被运动界广泛认识。

肌内效贴技术

肌内效贴相当于你工具箱中的一件工具,它可以在任何运动或非运动相关场所或环境下被高效使用,无论是舒适的诊所里,还是运动场边,或是更衣室内,甚至是山顶上。

肌内效贴技术并不是一种独立的治疗手段,因为它通常和其他物理治疗联合运用,如肌肉能量技术、肌筋膜技术、关节松动技术等软组织治疗手段。

一旦这种贴布系统被彻底理解和实际应用,它将会成为治疗方案里的附加手段以提高普通患者和运动员的整体健康水平。

肌内效贴与传统运动贴布的比较

许多类型的贴布都没有或仅有很小的伸展性,而肌内效贴弹性很强,可以纵向伸展到原始尺寸的120%~180%。而且,肌内效贴的厚度和弹性与人体肌肤十分相似。

当无弹性的胶布被运用于损伤时,这种胶布的硬度会引起贴布区域的活动受限甚至抑制贴布区域的活动。这对于严重的损伤来说是需要的,因为固定可以防止进一步损伤。然而,大多数损伤都不需要完全固定,肌内效贴的灵活性就是它的价值所在。肌内效贴技术可以为损伤的肌肉和关节提供支持,并且仍然能保持安全无害的关节活动度,这一点有别于传统运动贴布。当患者和运动员从腰背部和颈部疼痛,以及其他轻、中度运动相关损伤中恢复时,肌内效贴的这一特点能够使他们继续训练或比赛。

运用传统贴布可能会影响体液循环,并且每次比赛完后都要将其清除,这是一个问题。而肌内效贴可以贴在肌肤上很多天,全天候地提供支持和治疗。除此之外,肌内效贴不会给下层组织造成影响或限制附近关节的活动。肌内效贴相比传统绷带或贴布的另一个好处是,当你清除它时不会留下任何胶水样的残余。

肌内效贴也往往比传统贴布更加轻薄、有弹性,且大多数产品都旨在提供"单向"弹性,即长度伸展而宽度不变。每家生产肌内效贴的公司都声称伸展性是最关键的,因为它提供了与肌肤相同的弹性(尽管每家公司公布的伸展性的大小都略有不同:Rocktape®公司宣称他们的贴布能够伸展大约180%,而KT

Tape 公司宣称他们的产品能伸展140%）。

或许肌内效贴和其他运动贴布最大的不同可以从具体的应用方法中表现出来。传统运动贴布通常需要紧紧包裹损伤部位以提高稳定性，并且在一些情况下，运动贴布可以起到固定作用。但是，肌内效贴被应用于肌肉和相关关节的轮廓周围，并且贴布的伸展性大小可以根据治疗目的而有所不同（图1.1）。

贴布黏合剂

一般来说，运动贴布往往有被称作Z/O的

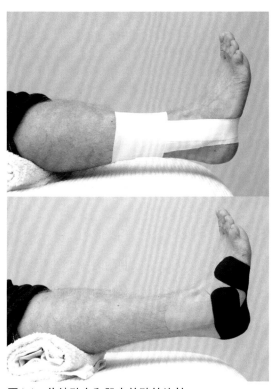

图1.1　传统贴布和肌内效贴的比较

黏合剂黏附在上面，并且这种黏合剂有时会在撕下贴布后在皮肤上留下残余。此外，一些患者会对这种贴布有不良反应。现在市面上可以买到的大多数肌内效贴产品都含有一种独特的丙烯酸基黏合剂，它不含乳胶并且具有低致敏性。丙烯酸基黏合剂比传统贴布的黏合剂温和，很少对皮肤产生刺激和破坏。它不需要使用保护性包装或预包装以预防皮肤损伤，并且可以直接应用于身体各部位的皮肤。

丙烯酸基黏合剂常以波浪形涂于肌内效贴的背面，从而产生黏合剂和非黏合剂的交替区域，因此贴布区域不易潮湿。此外，贴布上的棉织物能够速干，因此使用者在洗澡甚至游泳时都能够舒适地使用它。用干毛巾快速轻拍，贴布就可以回到初始状态，没有水分残留，不会刺激皮肤或引起潜在细菌生长。

更重要的是，黏合剂所形成的交互性突起会使贴布下的组织形成压力差。理论上讲，这会使痛觉感受器（伤害感受器）、血管和淋巴系统相互作用，有助于减轻疼痛和炎症反应。

肌内效贴的类型

市面上有许多不同种类的肌内效贴，在我2014年写这本书的时候，就已经有60种不同的类型了。

如何选择合适的肌内效贴

我尝试并检测过很多种肌内效贴，通常名牌产品的效果都比那些价廉易得的产品好。我的团队和我是以牛津大学的运动损伤诊所为研究基地，因此我们能够在精英运动员和普通患者身上尝试大多数顶级品牌的肌内效贴。尽管贴布的拉伸程度、使用感觉和黏合剂质量等有所不同，但是所有质量较好的肌内效贴检测效果都很好。你也可以尝试一些，然后找到你所喜欢的类型。

我喜欢Rocktape肌内效贴生产公司（一家我认为是这个领域领先者之一的公司）的说法，他们在文献中提到，本质上只有两种贴布：廉价的贴布和好的贴布。Rocktape公司强烈建议大家避免在患者身上使用廉价的贴布，因为廉价贴布通常比好的贴布剥离和磨损得更快，并且皮肤不良反应报告也频繁得多。正如Rocktape公司所建议的，我个人也避免使用廉价及知名度不高和未被检测过的产品。

个人推荐

Rocktape公司是我强烈推荐的一家公司，

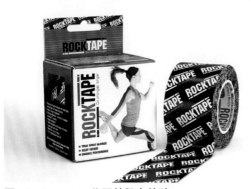

图1.2　Rocktape公司的肌内效贴

我在许多运动员和患者身上使用过他们的产品（图1.2）。他们在市场上售卖许多不同种类的肌内效贴产品，这些产品都有着另类的设计和时髦的颜色，并且毫不影响产品的功效，我是他们的忠实粉丝。

然而，我持续多年使用的（包括在牛津大学的实践中以及在我的Bodymaster系列肌内效贴高级训练学习班时）是Tiger K品牌的贴布（图1.3）。

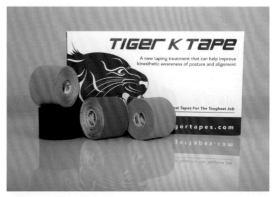

图1.3　Tiger K 贴布

Tiger K 贴布（5m×5cm）的一些特征：

- 100%棉，3%氨纶，10%高分子聚合物和15%乙酸乙酯。

- 韩国制造。

- 不含乳胶。

- 伸展率可达170%~180%。

- 低致敏性。

- 防水。

- 透气。

- 可按身体轮廓灵活塑形。

- 贴布的厚度和重量与人体皮肤相似。

- 耐受性好，极少有禁忌证。

- 能够维持自然的关节及肌肉活动度，并且不限制运动（传统贴布通常会限制活动）。

- 弹性好，能够帮助支持肌肉及缓解肌肉疲劳。
- 有助于淋巴引流。
- 可佩戴3~5天，无须重新粘贴。
- 经济实惠，每卷可使用10~12次。

（关于Tiger K贴布的信息由供应商提供并且经过校对）

肌内效贴如何发挥作用

任何身体损伤或创伤都将启动机体自然防御机制，即我们所知的炎症反应（图1.4）。这一反应的主要症状是红、肿、热、痛，以及关节活动度受限。

肌内效贴技术在临床上已经被广泛证实能够帮助减轻炎症反应，因为它作用于躯体感觉系统内的不同感受器。正确应用肌内效贴能够帮助减轻疼痛并通过微观上提起皮肤促进淋巴引流。这种提起皮肤的作用可产生一定的皮肤形变以增加间隙，使得相应部位

的炎症在一定程度上得以减轻，炎症过程得以缩短（图1.5a，图1.5b）。

如图1.5a所示，皮下神经末梢、淋巴管和血管会因为受伤而处于受压迫状态。如之前所说，任何形式的损伤都将引起炎症反应，且这一自然过程将导致某些形式的肿胀，如我们常见的血肿。一旦发生血肿，组织内的压力会随即升高。这一自然发生的过程，伴随着软组织内压力的升高，开始刺激伤害感受器（痛觉感受器），随即疼痛被感知。我经常在肌内效贴课程中引用这句话：肿胀导致压力，压力导致疼痛。为了减轻疼痛，我们必须减轻压力，而使用相应的肌内效贴技术可以帮助有效减轻软组织内已升高的压力。其他的治疗方法也可以配合肌内效贴同时使用，如冰敷和非甾体抗炎药。

如之前所说，肌内效贴施用于皮肤，可使上皮被提起或卷起。Capobianco和van den Dries（2009）曾在他们的新书*Power Taping*中讨

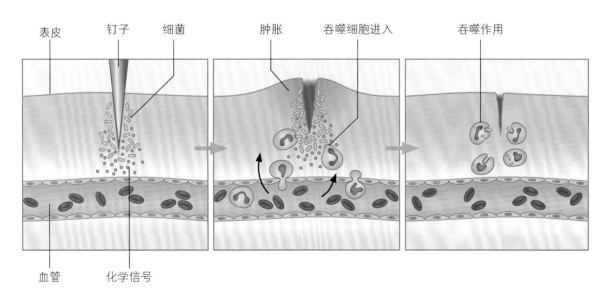

图1.4 炎症过程

论过这一过程。他们在书中写道皮肤的"提起"是由于生物力学升提机制（BLM）。他们陈述道，"BLM微观上将皮肤提起，使体液能够更为顺畅地流动。使更多血液得以流入受伤部位，如此可以加速康复及组织修复，另外也使淋巴液更易从受伤部位排走，以减轻炎症反应"（图1.5b是这一过程的举例）。

肌内效贴技术已经在临床上被使用了许多年，且能基于特定的治疗需要，被运用在运动员或普通患者身上。反过来说，这些治疗需要也应根据最初的临床检查结果而定，依据临床检查结果确定肌内效贴及其他可替代治疗手段应用上的特定要求。

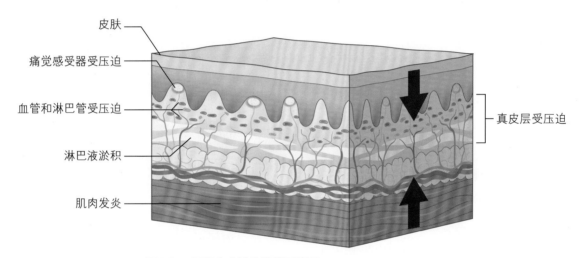

图1.5a　无贴布皮肤的横截面情况

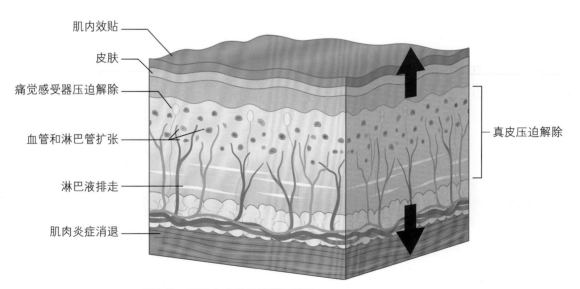

图1.5b　有贴布皮肤的横截面情况

如何使用肌内效贴

肌内效贴往往具有标准的尺寸（通常为5m×5cm）。治疗师决定使用肌内效贴的时间和方法，因为他们需要为前来诊所治疗的普通患者或运动员预先切割贴布。

有一些肌内效贴采用了预先切割的形式，从理论上说这会使操作更加容易。我个人喜欢在应用时自行切割。这主要是因为我评估和治疗了许多优秀的赛艇运动员，这些男运动员和女运动员往往都很高，一些男运动员身高甚至达1.95m以上。标准的切割贴布可能适用于1.60m左右的人，但不适用于更高的人。

如图1.6所示，一条贴布可以剪切出几种独特的形状。在所有肌内效贴技术中，以单个"I"形开始是很普遍的，然后治疗师根据运动员或普通患者的身高、体型和面积决定使用的具体长度。标准"I"形也可以被分成若干个更短的"I"形，或者用两个更短的"I"形交叉形成"X"形。标准的"I"形也可以制作成"Y"形或其他特殊形状如扇形等。

"扇形"技术通常被用于控制淋巴引流，如第九章所示。在应用肌内效贴时，贴布伸展的方向和大小都可以根据运动员或普通患者

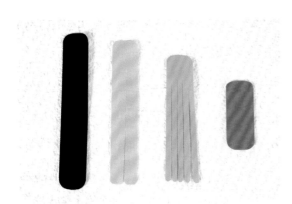

图1.6　肌内效贴应用的不同形状

的个性化需要随时调整。

为什么会有不同的颜色和形状呢？

- 黑色的"I"形贴布。
- 米色的"Y"形贴布。
- 蓝色的"扇形"贴布。
- 粉色的小一些的"I"形贴布。

图1.6中的所有贴布，无论其形状及颜色如何，均具有相同的治疗价值。然而，根据反馈，红色和粉色的贴布十分受欢迎且被认为具有更好的刺激效果。红色和粉色貌似更具活力，被认为能够刺激大脑的感觉区域，产生安慰作用。另外，蓝色被普遍认为是一种带有抚慰作用的颜色，可以帮助镇定精神，集中精力。

需要对贴布施加多大的伸展力呢？

应该对肌内效贴施加多大的伸展力呢？这是一个常见的问题，以下是使用者应该遵循的一些简单的规则。

- **方法1:** 当在普通患者或运动员身上应用肌内效贴时，通常不施加拉力或施以极小拉力，这是因为在应用之前，普通患者或运动员的组织已经被引导到一个预拉伸的位置。正如图1.8对前臂伸肌进行预拉伸所演示的那样。
- **方法2:** 将其当作"减压"条带，或者更简单地称为"减痛"条带。这种贴布在应用时可以拉伸25%~100%，因为这样有助于消除特定部位的疼痛，如图1.13和图1.14所示。

然而，应用方法1"预拉伸"组织的规则时

也有一些例外。一些肌内效贴技术既需要拉伸贴布，也需要预拉伸肌肉。例如，如果你想稳定和消除一个疼痛部位，如患有足底筋膜炎等常见病症的足底表面，可使用第34页所示肌内效贴方法。将足底表面置于预拉伸位置，并在肌内效贴上施加75%~100%的拉伸。这是肌内效贴技术中方法1规则的很典型的例外。根据我的经验，这种方法可以很好地缓解疼痛，不过目前没有关于这一理论的研究。

方法1规则的另一个例外情况是不拉伸患者组织，最大限度地拉伸肌内效贴。例如常见的伤害如踝关节外侧韧带扭伤，第一条胶带应该施加100%的拉力，因为脚踝不能处于倒置的位置，软组织无法伸展。这是因为倒置的位置会使脚踝处于潜在的脆弱状态；相反，应该使踝关节处于背屈和稍外翻的位置并应用100%伸展的肌内效贴，然后将贴布从内踝贴到外踝，如第2章图2.5所示。该技术类似于"马镫"贴布方法，用于提供关节稳定性。回顾一下这种技术：对肌内效贴施加100%拉力有助于稳定关节，从理论上来说，这与传统的运动贴布原理相似。

这本书所描述的肌内效贴技术展示了可应用于贴布的拉力大小的变化，即10%~100%。然而，我个人觉得还有许多应用肌内效贴的方法，并且，我很幸运能够修正一些他人教我的方法。在这本书中我会演示一些目前对我接诊的运动员和普通患者起作用的技术。

Rocktape公司还有另一种说法：我们相信没有所谓"正确的方法"来解决任何特定的问题。我十分赞同他们所说的。举一个例子，你可以在YouTube上看到15种运用肌内效贴治疗腘绳肌的不同方法，然后你会思考，到底哪种技术是正确的。而从理论上讲，它们都是正确的，因为视频中将该技术应用于患者的物理治疗师希望能够展示出在诊疗中对他们有利的技术。

当我教授Bodymaster Method肌内效贴技术高级学习班时，我试图强调以下事实：所应用的肌内效贴技术是否起作用是由患者决定的。作为物理治疗师，你应该按照老师教授的方式将肌内效贴应用于患者。但是，你需要有足够的经验和功能解剖学的基础知识才能有能力去调整技术以满足你的运动员或患者的个性化需求。

使用肌内效贴的好处

Kase医生等人（1996，2003）提出了应用肌内效贴的四点主要好处：

1. 使肌肉功能正常化。

2. 通过消除组织液或皮下瘀血改善血液及淋巴循环。

3. 通过神经抑制缓解疼痛。

4. 通过放松异常紧张的肌肉及改善筋膜和肌肉功能，矫正错误的关节力线。

Murray and Husk （2001） 提出了第五点作用机制：

5. 通过对皮肤机械感受器的刺激，增强本体感觉。

此外，Kase医生描述肌内效贴技术既可用于肌肉易化，也可用于肌肉抑制。如果从肌肉起点用力牵拉贴布至肌肉止点，如贴布被拉长了50%~75%，这可能会增强肌肉收缩力。然而，如果由肌肉止点以较小力拉贴布至肌肉起点，如贴布被拉长了15%~25%，这可能会减弱肌肉收缩力（Kase et al., 2003）。

KT Tape还在它网站上的产品信息中概述了肌内效贴的好处：KT Tape为肌肉、韧带和肌腱（软组织）提供轻盈而有力的外部支撑，有助于防止受伤和促进机体修复。KT Tape适用于不同类型的损伤。对于跑步者，KT Tape可以抬起并支撑髌骨，将其固定在膝盖处。KT Tape可以支持足弓下垂的肌肉，减轻足底筋膜炎的症状。根据其应用手段的不同，KT Tape能够支持、启动或限制软组织及其运动。通过像橡皮筋一样拉伸和回弹，KT Tape可以增强组织功能，分散发炎或受损肌肉和肌腱的负荷，从而保护组织免受进一步伤害。

KT Tape还可以减少炎症反应、促进血液循环，从而防止肌肉痉挛和乳酸堆积。

对运动员或普通患者的物理治疗检查评定是确定最佳治疗方案的关键，同时也决定了肌内效贴是否适用。为了使肌内效贴及其他治疗手段能够获得预期的治疗效果，对运动员或普通患者进行全面的问诊及评估十分必要，由评估所获得的信息能够让你确定最适宜的治疗方案。

肌内效贴技术是治疗方案中一个很有价值的附加项。研究证实，肌内效贴技术能够对皮肤、淋巴及循环系统产生良好的生理作用。此外，肌内效贴技术对筋膜、肌肉、韧带、肌腱和关节也具有相应的生理作用。在治疗中可以将它与多种治疗方式结合使用，康复效果十分显著。肌内效贴技术还可用于急性和慢性损伤的持续期及伤病预防。

肌内效贴可以多种方式应用于身体，并且能够帮助神经肌肉系统再造、减轻疼痛、控制炎症反应、增强性能、稳定关节、防止损伤并促进血液循环和愈合。它还有助于促进机体恢复内环境稳态。

尽管如此，对运动员或普通患者进行物理治疗评定仍然非常重要，这是决定最佳治疗方案及肌内效贴是否适用的关键。从评估或咨询中获得的信息对于应用肌内效贴及其他任何治疗方式获得理想的结果至关重要。

肌内效贴的用途

- 在不影响正常关节活动度的情况下为无力或损伤的肌肉提供支持，并且能够让患者全面参与锻炼和（或）体育训练，使发生代偿性失衡或损伤的风险降到最低。
- 激活损伤或术后无力的肌肉，增强肌肉收缩功能并促进恢复。
- 能够固定贴扎的区域而不像传统运动贴布那样限制活动。
- 运动员和普通患者可以在运动或活动期间保持活跃状态。
- 放松过度紧张的肌肉并减轻过度使用肌肉的负荷。
- 促进神经肌肉系统再造。
- 加速血液流向受伤部位，促进伤口愈合。
- 减轻疼痛。
- 促进淋巴液排出以消除水肿。
- 提高运动表现和耐力。
- 矫正不良姿势并提高关节活动度。

- 促进肌肉放松, 防止肌肉紧绷、疲劳或过度使用。
- 防止受伤。
- 产生安慰作用等心理作用。

使用肌内效贴的注意事项及禁忌证

肌内效贴通常比较安全, 任何人都可以使用, 不论是年轻人还是老年人, 健康的人还是没那么健康的人。该项治疗性贴布技术不仅为运动员和普通患者提供他们所需的支持, 而且能够促进他们身体尽快恢复。因此, 运动员和普通患者可以通过合理使用, 在运动或日常活动中保持活跃状态。

当你掌握了所有贴扎方法后, 在使用肌内效贴前, 还必须先确定相关注意事项及潜在禁忌证。以下列出了一些例子 (尽管目前没有证据支持这些信息)。

注意事项

- 对贴布过敏。
- 深静脉栓塞和静脉炎。
- 腋下及腘窝, 因为这些部位十分敏感。
- 癌症。
- 脆弱的皮肤, 如老年人或患特殊疾病患者的皮肤。
- 皮肤康复初期。

禁忌证

- 皮肤的感染部位。
- 皮肤病, 如湿疹和皮炎。
- 蜂窝织炎。
- 皮肤破损或创伤。

- 皮肤对肌内效贴有不良反应。

在教授肌内效贴技术课程时, 我曾提到使用肌内效贴的禁忌证很少。然而, 曾经也发生过一起事故。课堂上的一名急诊护士在工作时看到了一位肩膀上贴了肌内效贴的男士, 他后来被转诊到整形外科部门清除贴布。原因是他早上洗完澡后使用吹风机吹干肌内效贴, 导致丙烯酸胶过热而直接粘在了皮肤上。这位先生应该简单地用毛巾轻轻拍干肌内效贴。请谨慎使用外部手段干燥肌内效贴, 因为那并没有必要而且可能是有害的。

肌内效贴的应用

肌内效贴的应用有许多种不同的方式, 不同的老师首选的方式不同。我认为最好能够遵循一些简单的规则, 一旦掌握了某种方法, 就可以根据运动员或普通患者的治疗需要来改变贴扎方式。

贴扎前的一般规则

- 永远要先询问运动员或普通患者对贴布黏合剂的过敏史。
- 清洁皮肤和清除体毛。
- 测量并剪切贴布至需要的尺寸和形状。
- 剪去贴布四周的尖端以防止其翘起或剥落（图1.7）
- 绝不要牵拉贴布的末端并且要在末端保留2~3cm未拉伸的贴布，以防拉扯皮肤及对皮肤产生潜在的刺激，毕竟贴布要在身上保留几天。

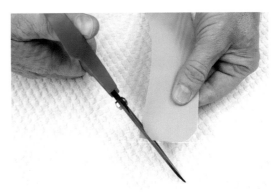

图1.7　用剪刀将肌内效贴四周的尖角剪成弧形

在应用前预先拉伸肌肉

在将贴布粘贴在损伤部位之前，引导运动员或普通患者将软组织（如肌肉）置于合适的位置使其自然拉伸，如图1.8所示前臂的拉伸。请记住患者往往会有疼痛或肿胀的症状，所以只要拉伸到所需要的位置即可，不能让患者感到不适。

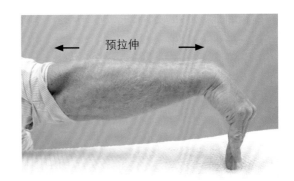

图1.8　"预拉伸"状态下的前臂伸肌

贴布应用/稳定技术

在应用肌内效贴之前，暴露贴布的黏合剂侧，使其可以附着到特定的身体区域。你会很自然地想要从贴布上"剥离"背亲纸，但是这个过程是不必要的，因为贴布可以很轻松地沿着方块被撕下来，如图1.9所示。这样撕下来只有背亲纸会被移除，不会损坏贴布。

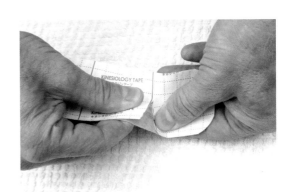

图1.9　撕下肌内效贴的背亲纸

将准备好的"I"形或"Y"形贴布粘贴在身体的预拉伸组织上，起始端几乎不需要拉伸。如图1.10和图1.11所示，这项技术利于稳定该部位。不过如前文所述，这一规则在一些特殊情况下会有所变化（如足底筋膜炎，贴布应用于踝关节和膝关节时）。

减轻疼痛的应用/减压带

肌内效贴（通常是"X"形、"Y"形或更短的"I"形）可以进行原始长度的25%~100%的拉伸。这样应用时通常被称为"止痛带"或"减压带"，直接贴在患者的疼痛部位上。

如果使用一张短"I"形或"X"形贴布，那么从贴布的中间开始撕背亲纸会比像撕长"I"形贴纸那样从一端开始撕更容易。当背亲纸中间被分开后，就将它的每一端从贴布上剥离，并折叠在没有拉伸的两端（类似于给皮肤上的伤口贴膏药），如图1.12所示。

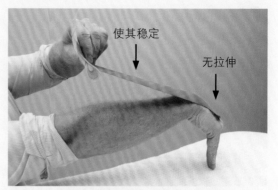

图1.10　将肌内效贴自行贴于前臂，此时贴布几乎没有伸展。（前臂组织处于预拉伸状态）

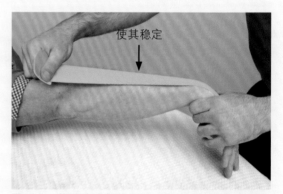

图1.11　物理治疗师将几乎没有伸展的肌内效贴贴于前臂

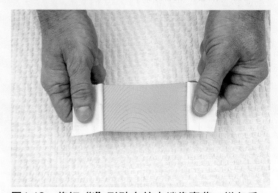

图1.12　将短"I"形贴布的末端像膏药一样向后折叠（并且肌内效贴没有伸展）

两端相互折叠后，将肌内效贴从中间向两端适当拉伸，如图1.13和图1.14所示。

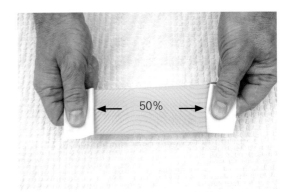

图1.13　将肌内效贴从中间向两端拉伸50%

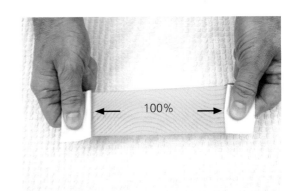

图1.14　将肌内效贴从中间向两端拉伸100%

如前文所述，将肌内效贴施加适当的拉伸所形成的减压带应用于特定的疼痛部位，如图1.15所示。

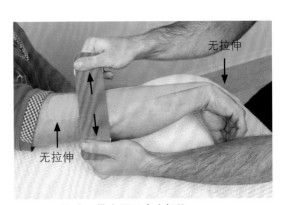

图1.15　将减压带应用于疼痛部位

27

将肌内效贴粘贴于损伤部拉后，需要对其进行热激活（不使用人工加热），以刺激贴布背面的丙烯酸黏合剂。通过用手或从肌内效贴背面取下的一片背亲纸擦拭贴布来达到加热的目的（图1.16）。

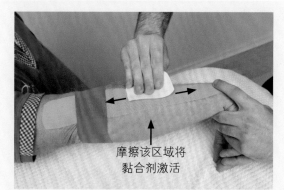

摩擦该区域将
黏合剂激活

图1.16　通过摩擦该区域产生热量激活肌内效贴的黏合剂。

应用肌内效贴之后

● 肌内效贴通常需要在皮肤上保留3~4天，尽管有时它可以在特定事件或活动后被清除。

● 如果肌内效贴的末端翘起或剥离，可以把它剪掉。

● 清除时，请勿粗暴地将贴布撕下，因为这样可能会刺激皮肤。

● 肌内效贴在有些湿润的情况下更容易清除。

● 取下肌内效贴后，在皮肤上涂抹一些保湿霜，有利于减少潜在的刺激。

需要记住的事项

● 询问患者的肌内效贴黏合剂过敏史。

● 清洁皮肤并清除体毛。

● 拉伸肌肉组织应使普通患者或运动员舒适并且不会造成疼痛。

● 肌内效贴的两端不需拉伸。

● 粘贴之后对肌内效贴进行热激活。

● 3~5天后清除肌内效贴，在湿润的情况下更容易清除。

● 撕下肌内效贴后滋润皮肤。

彩色的"星星"

如果你在阅读本章之前浏览过该书，你可能想知道"为什么会出现彩色贴纸（或星星）"。

在应用肌内效贴时，我都会在身体的特定部位放置一些彩色贴纸（或星星），这些贴纸与运动员或普通患者可能出现的疼痛或肿胀有关。我发现这样做非常有益，特别是在向物理治疗专业的学生讲授肌内效贴的运用技巧时，因为贴纸的应用可以实现精确的定位。

一旦确定了疼痛部位，就可以使用贴纸或星星标记该区域，用以指导在何处应用肌内效贴（如图1.17）。一旦辨认出该区域，就可以开始制备肌内效贴并相应地使用。

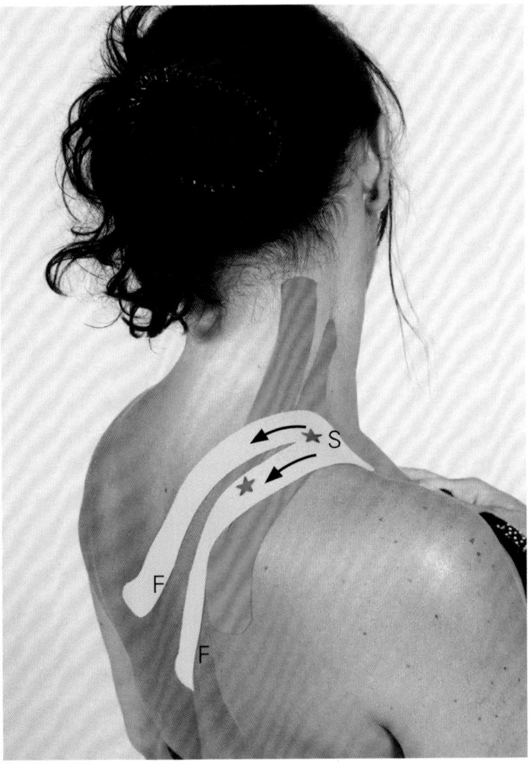

图1.17 用"星星"指示疼痛部位

S表示起始端，F表示末端，箭头表示贴布的方向

贴布和筋膜组织

快速浏览本文所涵盖的许多病理表现，可以确定大多数软组织损伤（如足底筋膜炎、肌腱损伤、韧带拉伤、上髁炎、腱鞘炎等）不是肌纤维本身损伤，而更多是它们的支持结构，即筋膜组织损伤。

值得庆幸的是，在过去20年中，筋膜一直是许多研究的焦点，这为我们提供了许多新的见解并让我们了解了筋膜的许多功能。

巧妙地应用肌内效贴来解决筋膜问题需要更深入地理解这种类型的组织所起的作用。筋膜被定义为"渗入人体结缔组织系统的软组织成分"，它包含各种纤维胶原成分（Schleip et al.，2012）。筋膜组织的作用是支撑器官和细胞并保持它们处于恰当位置，通过将它们聚集在一起赋予它们形态和实质，并提供机械和化学保护。筋膜能够分隔肌群或肌群中的各间肌，以保证肌群和各间肌能单独进行活动。筋膜组织传递肌纤维收缩的力量，并促进各结构间必要的滑动，因此与我们的损伤管理关系密切。

我们都熟悉肌外膜、肌束膜和肌内膜，它们分别是肌肉、肌束和单根纤维的筋膜容器。肌纤维聚集在一起形成肌腱，融合成骨膜、韧带和关节囊（Myers，2009）。

这些致密的组织在身体内部形成主要的传递网络。

依据沃尔夫定律和戴维斯定律，筋膜组织具有可塑性，可根据它们所承受的力量塑造自身。

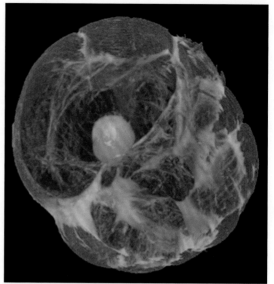

图1.18　筋膜网的现代概念（来自Jeff Linn使用可视化人类数据项目）
在这里我们可以看到大腿。这是可以完整绘制的图片的一小部分，即身体的筋膜网络，其中包括从脑膜到器官和支撑物的所有东西，被深筋膜所包围的肌外膜、肌内膜和肌间隔，以及表面的网状结构和真皮层。

"用进废退"是我们生物体许多方面的总法则，筋膜尤其如此。它们通过在张力方向上铺设纤维并根据区域的要求（即更强或更弱的拉力，可以是单向或多向）改变自身构造，从而使自身的结构更牢固。

肌肉的线性拉力是其相关筋膜的主要动力，但它也将水平传递至其结缔组织边界。正如我们在图1.18中所看到的，胶原组织在体内形成三维网络，并且能够在收缩期间将力传递到周围组织。

这不仅可以将力量分散，还可以刺激位于筋膜内的许多机械感受器，并形成交换本体感觉信息的重要通道。

必须在充分使用和过度使用之间取得良好的平衡。意外或异常的负荷会使组织粘连变形，从而导致损伤和炎症（Myers and Frederick in Schleip et al., 2012,）。通过在某些方向上应用肌内效贴，并且在拉伸时施加适当的负荷，我们可以保护该部位以减少应力模式并帮助组织愈合。

通过应用肌内效贴和影响局部力学，治疗师还将改变应力分布，从而改变到达胶原组织中的机械感受器（高尔基体，鲁菲尼小体，帕奇尼小体和游离神经末梢）的信息。合适的刺激能够提高运动员执行某些功能的能力。评估应用肌内效贴的益处时应考虑到本体感受的差异。

在每层致密筋膜之间存在蜂窝组织的润滑层，虽然其中仍然包含胶原纤维，但它有较高的液体积聚，特别是含有与水分子结合的透明质酸，可以达到类似于硅油润滑剂的效果——想象一下股四头肌、内收肌和腘绳肌（图1.19）必须同时沿相反的方向或以不同的速度移动，保持该层中的液体含量对于健康的运动非常重要，因为它允许相邻层以最小摩擦力相互滑过。将筋膜与"生物力学提升方法"相联系可能是未来研究的一个特别有趣的领域。该技术的提升要素包括分离各层以更自由地交换液体和营养物质，促进磨损区域粘连的分解。

在应用肌内效贴时，请记住筋膜组织的功能：力的传递还包括将本体感觉信息分散到机械感受器和允许相对移动的滑动部分。理解损伤治疗中涉及的一些病理机制有利于创造一些新颖的个性化的肌内效贴应用方

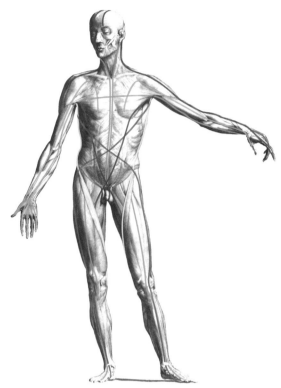

图1.19 《解剖列车》中筋膜的经线构成了一幅图，演示了代偿如何从一个部位转移到另一个较远的部位。

法。本节只介绍一些想法，更多资源可以在参考书目中了解。

第二章
肌内效贴技术在
下肢的应用

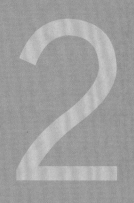

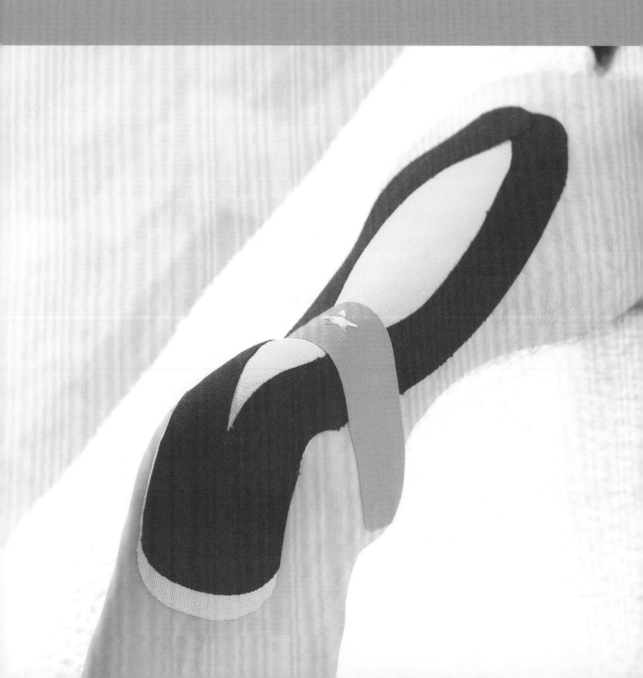

足底筋膜炎／足跟疼痛／脂肪垫综合征

　　足底筋膜是一层厚厚的纤维结缔组织，连接跟骨和跖骨。疼痛往往出现在跟骨附着处（图2.1），如果不治疗，会导致足跟骨刺。这种情况相当常见，且很难治疗，因为疼痛位于足底表面，而走路一定需要足的参与，所以很难康复。Tsai et al.（2010）研究了肌内效贴短期治疗足底筋膜炎的效果。他们发现，如果患者连续一周使用肌内效贴治疗，与只接受物理治疗的患者相比，疼痛减轻效果更明显。他们还得出结论，在使用肌内效贴后，粘贴部位的足底筋膜厚度也可能会减小。

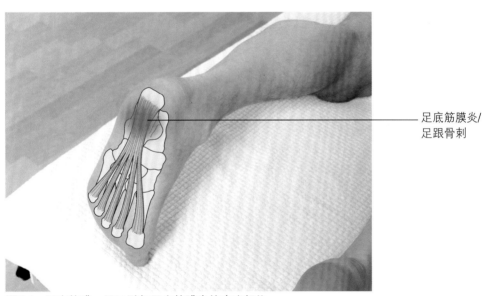

足底筋膜炎/
足跟骨刺

图2.1　足底筋膜，显示引起足底筋膜炎的疼痛部位

1. 嘱患者取俯卧位，脚踝背屈，趾伸展。取一条 "I" 形肌内效贴，不施加拉力贴在脚底，然后在脚跟处施以75%~100%的拉力继续贴，经过脚跟时将肌内效贴的拉力减小到50%，最后部分不施加任何拉力贴好（图2.2）。

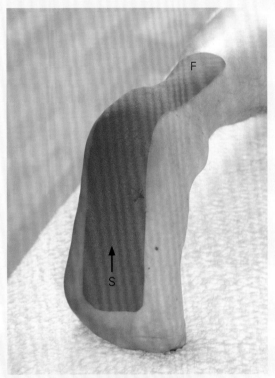

图2.2　第一条肌内效贴贴于足底表面

2. 取另一条 "I" 形肌内效贴贴在内踝处，从内踝（胫骨远端）上方开始贴，并对其施加75%~100%的拉力，作用于整个疼痛区域。当它经过外踝（腓骨远端）时应将贴布拉力减至50%，最后一段长度不施加任何拉力贴好（图2.3）。

3. 用手或背亲纸摩擦肌内效贴表面数秒以激活黏合剂。

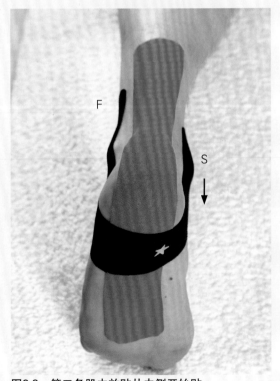

图2.3　第二条肌内效贴从内侧开始贴

踝关节内翻扭伤／腓骨肌拉伤

每天都会有成千上万的人因脚踝内翻动作扭伤脚踝。这种脚踝内翻会使外侧韧带及肌肉拉伤甚至撕裂，这种损伤约占所有脚踝损伤的85%。常见的韧带损伤是距腓前韧带（ATFL）损伤和跟腓韧带（CFL）损伤，如图2.4所示。由于损伤机制而趋于紧张的肌群是腓骨肌。

Biccic et al.（2012）对"运动贴布和肌内效贴对长期脚踝内翻扭伤的篮球运动员的影响"进行了研究。结果表明，肌内效贴对一系列功能性能测试没有不良影响，反而还有改善作用。且研究确实表明，传统的运动贴布会导致跳高和踮脚测试的成绩显著下降，而肌内效贴并不影响原有的成绩。此外，Murray and Husk（2001）的早期研究表明，肌内效贴可通过增加对皮肤机械感受器的刺激，增加踝关节的本体感觉。

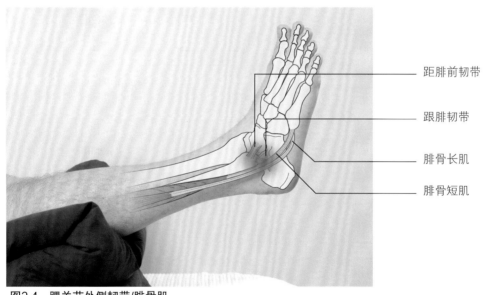

距腓前韧带

跟腓韧带

腓骨长肌

腓骨短肌

图2.4　踝关节外侧韧带/腓骨肌

1. 患者取直腿坐位，在小腿下垫毛巾或用枕头抬高小腿，踝关节背屈，足外翻。当患者保持这个姿势时，从内踝上方，用100%的拉力把肌内效贴贴上，这样可以提高稳定性。然后经过足底，贴到外踝处，确保覆盖外侧韧带，如图2.5所示。

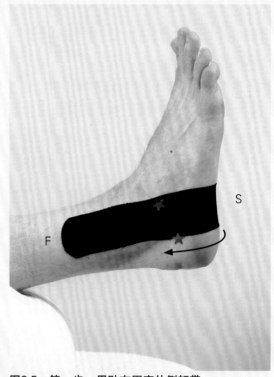

图2.5　第一步，用贴布固定外侧韧带

2. 从跟骨内侧横向贴一条"I"形肌内效贴，将其贴至跟骨，经过足底时再施以50％的拉力，贴至足背表面，如图2.6所示。

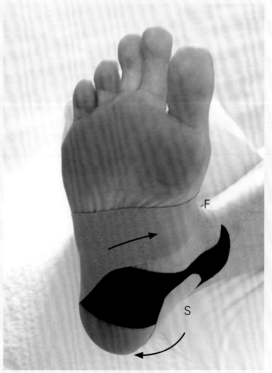

图2.6　第二步，从内侧开始贴

3. 重复同样的方法，但是这次从外侧贴"I"形肌内效贴，当肌内效贴经过足底时施以50%的拉力继续上贴至足背。这两条肌内效贴贴好后类似于图2.7所示的"8字形锁定"。

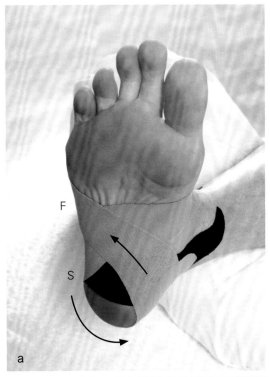

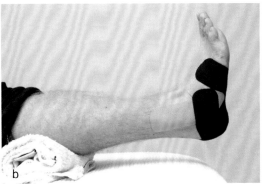

4. 如前所述，用手或背亲纸摩擦肌内效贴表面数秒以激活黏合剂。

图2.7 第三次，从外侧贴肌内效贴，最后就像锁紧了一样

跟腱炎

肌内效贴技术是我最喜欢的技术之一，也是我擅长的领域之一，因为我的许多运动员患者前来就诊的原因大多是跟腱疼痛。由于过度使用跟腱，导致其经常发炎（跟腱炎）。随着时间的推移，可以观察并触诊到肌腱的增厚，尤其是不治疗的患者。这种肌腱增厚可以使肌腱从发炎转变为一种潜在的不可逆的情况，称为"肌腱变性"（图2.8）。

Lee et al.（2012）研究了肌内效贴对跟腱压痛导致踝关节活动度（ROM）受限而不能进行体育活动的运动员的影响。他们发现，总的来说，踝关节活动度会随着肌内效贴的应用而增大。他们还通过VISA-A问卷*发现，患者的压痛和疼痛有所减轻。

但请记住，肌内效贴技术治疗的是"症状"而不是"痛因"。我将向你们展示的这项技术对任何"治疗工具箱"来说，都是减轻疼痛的有益工具，其潜在的机制正在探究中。

*一份关于跟腱病变严重程度的调查问卷。

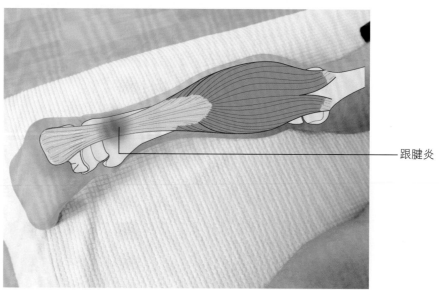

跟腱炎

图2.8　跟腱炎/肌腱变性

1. 患者取俯卧位，踝关节背屈，足趾伸展。取一条"I"形肌内效贴，由足跟开始不施加任何拉力向上贴，经过跟腱，止于小腿中部（图2.9）。

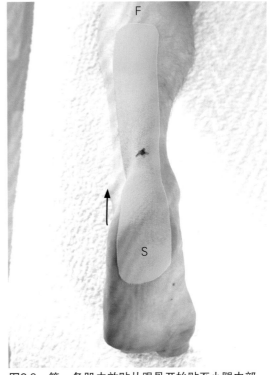

图2.9　第一条肌内效贴从跟骨开始贴至小腿中部

2. 取一条"Y"形肌内效贴，以足跟为起点，内、外侧支均施以75%拉力，分别向上贴，经过小腿内、外侧，如图2.10所示。

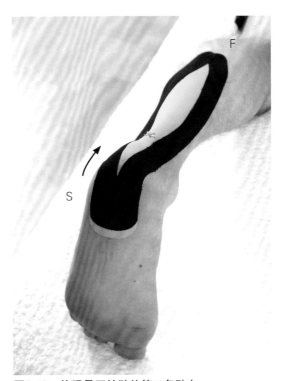

图2.10　从跟骨开始贴扎第二条贴布

3. 取一条"X"形或短"I"形肌内效贴，施以75%~100%的拉力（两端不施加拉力），贴在疼痛部位（图2.11）。

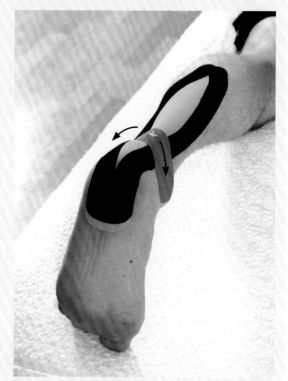

4. 用手或背亲纸摩擦肌内效贴表面数秒以激活黏合剂。

图2.11　用"X"形或短"I"形肌内效贴直接贴在疼痛部位

小腿拉伤

小腿肌群被称为小腿三头肌，由腓肠肌和比目鱼肌组成。运动员们经常出现该肌群的拉伤，并且疼痛常常与肌肉肌腱联合相关，如图2.12所示；也可能是腓肠肌或比目鱼肌肌腹拉伤或撕裂。我所展示的技术在这两种软组织损伤方面都非常有效，因为肌内效贴有助于减轻疼痛和炎症反应。

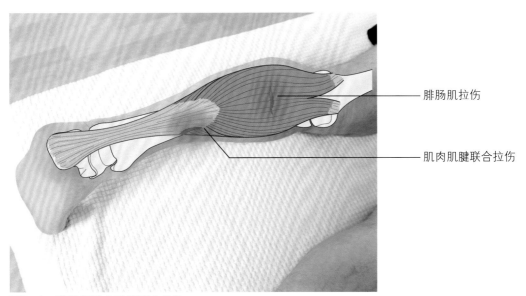

腓肠肌拉伤

肌肉肌腱联合拉伤

图2.12　腓肠肌肌肉肌腱联合拉伤

1. 患者取俯卧位，脚踝背屈，脚趾伸展。将"I"形肌内效贴从跟腱内侧开始贴，越过跟腱，沿着疼痛部位到腓肠肌中部结束，不施拉力或施以极小的拉力。如图2.13所示。

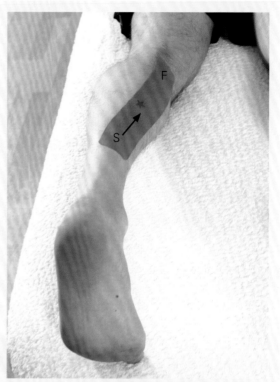

图2.13 第一步，从跟腱内侧开始粘贴肌内效贴，到腓肠肌中部结束

2. 将短"I"形肌内效贴伸展75%~100%横向贴过疼痛部位，肌内效贴末端不用伸展。如图2.14所示。

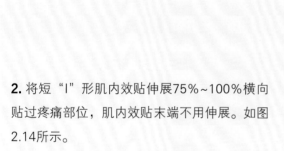

3. 用手或背亲纸摩擦肌内效贴表面数秒以激活黏合剂。

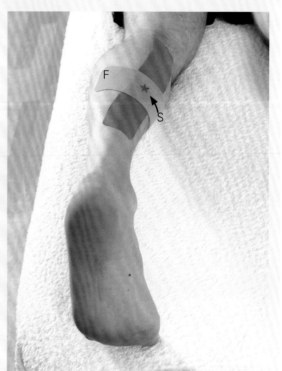

图2.14 第二步，直接用短"I"形肌内效贴横向贴过疼痛部位

胫骨内侧应力综合征/后筋膜室综合征（外胫夹）

这是另一种非常常见的病症，患者通常表现为局限于胫骨内侧下部疼痛，在橄榄球、足球和曲棍球运动及其他运动中或运动后尤为明显。这种情况始于对骨外膜（称为"骨膜"）的刺激，可导致"骨膜炎"。通常在胫骨内侧引起此类疼痛的肌肉是胫骨后肌、趾长屈肌和蹈长屈肌，如图2.15所示。

如果不及时治疗，胫骨的内侧可能会受到应力，最终导致应力性骨折。在恢复任何类型的训练计划之前，这种类型的骨折都需要6~8周的休息才能恢复。在最坏的情况下，如果忽略这种损伤，可能会出现后筋膜室综合征，需要考虑进行筋膜切开术以减轻骨筋膜室内的压力。

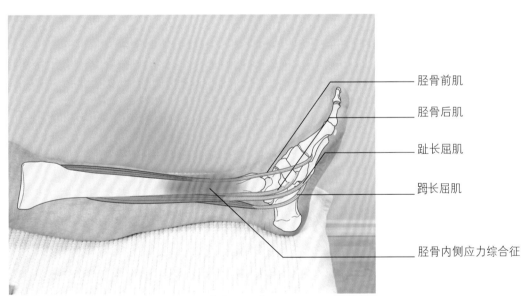

胫骨前肌

胫骨后肌

趾长屈肌

蹈长屈肌

胫骨内侧应力综合征

图2.15　胫骨内侧边缘及相关肌肉的骨膜炎/外胫夹

1. 患者取直腿坐位，踝关节背屈，足外翻，以拉伸胫骨后部肌肉。取一条"I"形肌内效贴从内踝稍向下（近足舟骨处）开始，不施加拉力或只施加极小的拉力进行贴扎。沿胫骨内侧贴，以便覆盖疼痛部位，如图2.16所示。

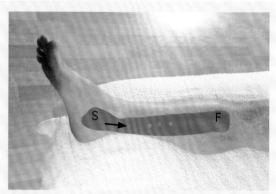

图2.16　第一步，将肌内效贴从足舟骨贴至胫骨内侧

2. 取一条"Y"形的肌内效贴，每条侧支施以75%的拉力，由疼痛部位后侧开始贴扎，然后通过痛点。如图2.17所示。

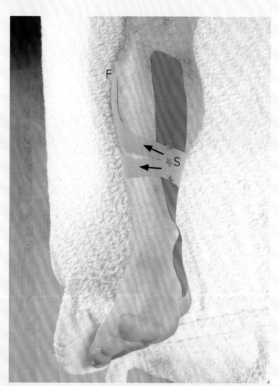

3. 用手或背亲纸摩擦肌内效贴表面数秒以激活其黏合剂。

图2.17　第二步，从疼痛部位后侧轻轻地开始贴扎

胫骨前肌肌腱病变/前筋膜室综合征

前筋膜室综合征、胫骨前肌和伸肌的拉伤或肌腱病变都可能导致运动员胫骨前侧的疼痛。如果疼痛局限于踝关节前部，则可能存在胫骨前肌的肌腱病变；如果疼痛位于胫前肌肌腹，则潜在的问题可能是前筋膜室综合征（上述两种情况详见图2.18）。这些软组织损伤往往在曲棍球、足球，甚至跑步等运动中相对常见。

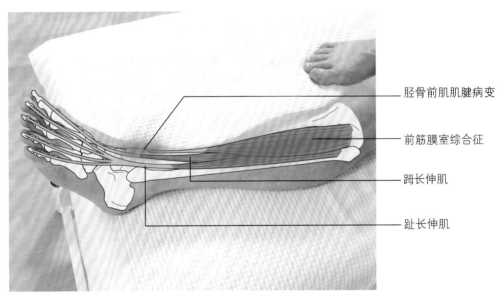

胫骨前肌肌腱病变

前筋膜室综合征

跨长伸肌

趾长伸肌

图2.18　由胫骨前肌肌腱病变和前筋膜室综合征导致的胫骨前肌疼痛

1. 患者直腿坐并将脚踝置于跖屈位置，足外翻使胫骨前肌伸展。将"I"形肌内效贴从足内侧贴至楔骨内侧，不施力或只施加极小的拉力，沿着胫骨前肌将肌内效贴贴至该肌肉起点（如图2.19）。

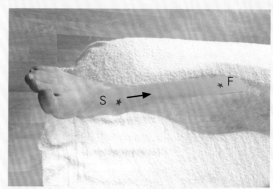

图2.19　第一步，将肌内效贴从楔骨内侧贴至胫骨前肌起点

2. 取一条短"I"形肌内效贴，施加75%~100%的拉力，横向贴过疼痛部位（图2.20）。

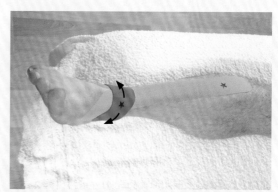

图2.20　第二步，用一条短"I"形肌内效贴横向贴过疼痛部位

3. 再取一条短"I"形肌内效贴，施加75%~100%的拉力，与上一条"I"形肌内效贴交叉贴扎，形成"X"形（图2.21）。

4. 用手或背亲纸摩擦贴布表面数秒以激活黏合剂。

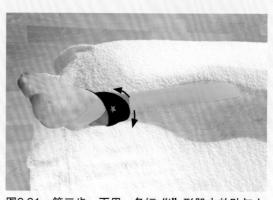

图2.21　第三步，再用一条短"I"形肌内效贴与上一条肌内效贴交叉贴扎，形成"X"形

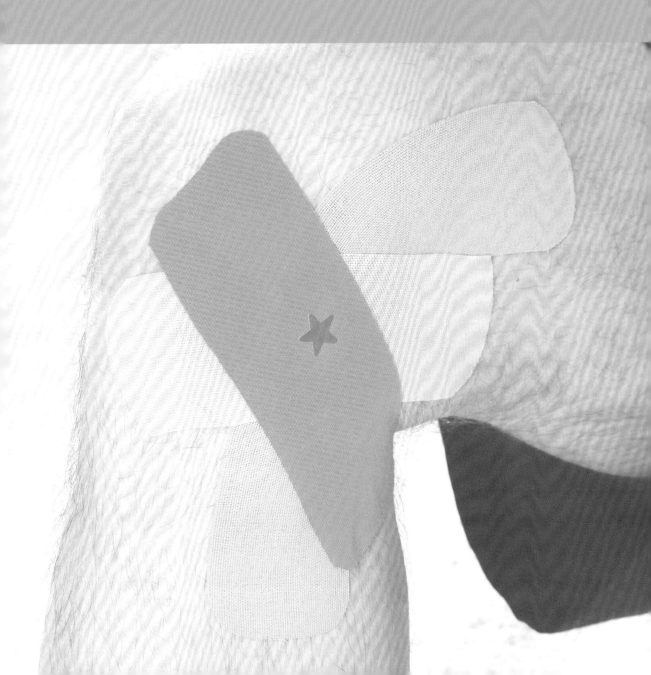

一般膝关节疼痛/髌股疼痛综合征

髌股疼痛综合征（PFPS）是一种与髌骨力线不良有关的疾病（图3.1）。造成这种情况的原因有很多，如距下关节（STJ）过度内翻和足部生物力学差。股四头肌内侧（股内侧肌）的无力也会导致PFPS，尤其是股内侧斜肌（VMO）纤维，疼痛和轻微肿胀会造成该纤维萎缩。此外，臀中肌（Gmed）无力和臀大肌（Gmax）无力可引起PFPS。因此，膝关节就是我所说的"运动链上的薄弱环节"，但是疼痛的表现通常不是问题所在。

Chen et al.（2008）开展了一项研究，研究"肌内效贴在髌股疼痛综合征患者爬楼梯过程中的生物力学效应"。他们的结论是肌内效贴可以减少疼痛，并提高股内侧斜肌（VMO）/股外侧肌（VL）的比例，在爬楼梯时为髌骨提供稳定的机制保障。

总体来说，PFPS可能是我用贴扎技术治疗过的最常见的疾病之一。这些贴扎技术包括使用氧化锌（Z/O）的传统运动贴布方法，用麦康奈尔疗法（McConnell regimen）控制髌骨力线，以及肌内效贴。我喜欢使用各种各样的贴扎技术，因为每一种都对膝关节的治疗有特别的效果。但是，我目前选择的帮助运动员和普通患者减轻持续性膝关节疼痛的方法是贴肌内效贴。

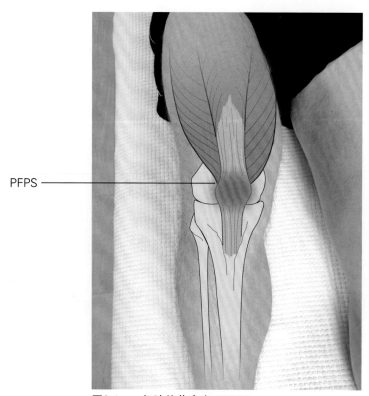

图3.1　一般膝关节疼痛 / PFPS

1. 患者取直腿坐位，其中一条腿屈膝90°，然后取一条"Y"形肌内效贴，由髌骨上缘开始，在不施加任何拉力的情况下将两侧支分别贴于髌骨内、外侧，贴过胫骨粗隆后终止（图3.2）。

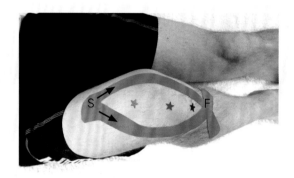

图3.2 取一条"Y"形肌内效贴，从髌骨上缘开始贴至胫骨粗隆处

2. 另取一条"Y"形贴布，由胫骨粗隆开始，在不施加任何拉力情况下贴扎，使其与第一条"Y"形肌内效贴部分重叠，且两侧支分别贴于髌骨内、外侧，最后交叉并止于股四头肌肌腱附近（第一条肌内效贴起点处）（图3.3）。

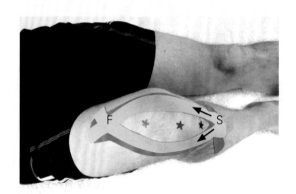

图3.3 另取一条"Y"形肌内效贴从胫骨粗隆开始贴至第一条肌内效贴的起点处

3. 用手或背亲纸摩擦肌内效贴表面数秒以激活黏合剂。

4. 黏合剂被激活后，将屈曲腿放平以观察肌内效贴的褶皱。这些褶皱说明了肌内效贴通过其独特的升提作用对表层软组织产生了效果。

全膝关节贴扎：PFPS/髌腱病/胫骨粗隆骨软骨病/滑囊炎

很多有髌骨下缘疼痛的运动员也可能有其他软组织如髌腱疼痛。但是，疼痛可能是由位于胫骨平面上方的其他相关结构，如脂肪垫、髌下囊甚至半月板引起的。

举个例子，如果一名篮球运动员表现为髌骨下缘疼痛，那么可以假设他有"跳跃膝"，这仅仅是一种髌腱病。但是，如果一名14岁的足球运动员来就诊时主诉胫骨粗隆处的髌腱附着点疼痛，那么这很可能是胫骨粗隆骨软骨病（图3.4）。

下面的技术被称为"全膝关节贴扎"，因为它能够在不限制运动的情况下提供更多的稳定性。这是一项特别的技术，可以将其迅速加入你的治疗方案中，以减轻髌骨下端局部的疼痛，同时控制髌股关节的位置。

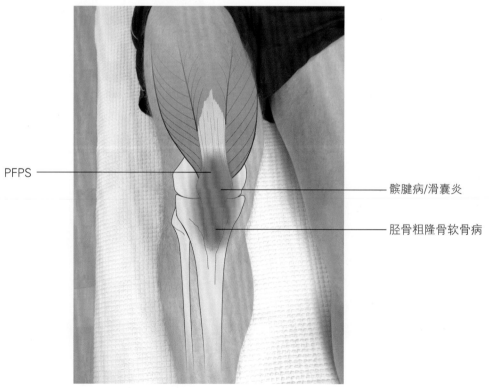

PFPS — 髌腱病/滑囊炎 — 胫骨粗隆骨软骨病

图3.4　一般膝关节疼痛/PFPS

1. 患者直腿坐，并保持其中一条腿屈膝90°。取一条短"I"形肌内效贴，施以75％的拉力，横向贴过髌腱（图3.5）。

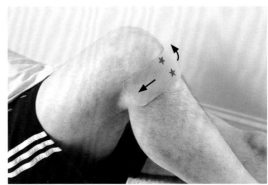

图3.5 取一条短"I"形肌内效贴横向贴过髌腱

2. 另取一条"I"形肌内效贴，施以25％的拉力，从大腿内侧开始向下贴至髌骨。然后改施以50％的拉力，由髌骨内侧向膝关节前方贴扎，经过胫骨粗隆后终止。肌内效贴末端不施加任何拉力（图3.6）。

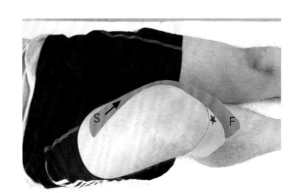

图3.6 从大腿内侧至胫骨粗隆处贴上"I"形肌内效贴

3. 接下来的操作与上一步类似，但这次是对"I"形肌内效贴施以25％的拉力，从大腿外侧贴向髌骨方向。然后改施50％的拉力由髌骨外侧贴至膝关节前方，过胫骨粗隆，肌内效贴末端不施加任何拉力（图3.7a）。

4. 用手或背亲纸摩擦肌内效贴表面数秒以激活黏合剂。

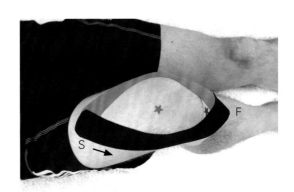

图3.7a 从大腿外侧至胫骨粗隆处贴上"I"形肌内效贴

将膝关节平放，如图3.7b所示，观察髌骨周围皮肤产生的褶皱。皮肤产生褶皱说明肌内效贴技术能够达到疗效。

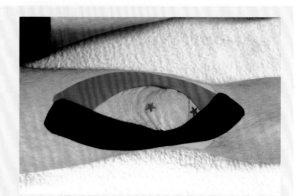

图3.7b 伸直膝关节，皮肤显示出褶皱效果

膝关节外侧疼痛：髂胫束摩擦综合征/外侧半月板/外侧副韧带（LCL）

我个人认为，每个喜欢跑步的人，无论是比赛还是日常生活，都会在人生的某个阶段，不同程度地经历膝关节外侧疼痛情况。运动员或普通患者出现膝关节外侧疼痛的原因很多，最常见的原因是髂胫束摩擦综合征（ITBFS）。患者发生膝关节外侧疼痛的原因可能仅仅是因为穿了不合适的鞋,尤其是那些刚开始跑步的人。

本书不讨论膝关节外侧疼痛的所有原因（图3.8），但是以下肌内效贴技术将有助于减少患者或运动员目前的疼痛。这项神奇的技术足以缓解疼痛，使患者或运动员能够继续参加他们喜爱的运动，以及进行物理治疗评估（确定潜在的原因）和随后的治疗。

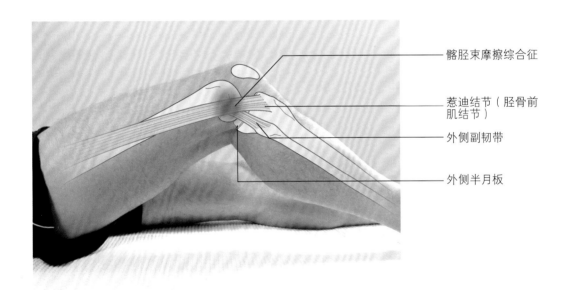

髂胫束摩擦综合征

惹迪结节（胫骨前肌结节）

外侧副韧带

外侧半月板

图3.8　髂胫束摩擦综合征/外侧半月板和外侧副韧带

1. 患者侧卧并屈膝，同时屈髋且大腿内收，如此使髂胫束处于受牵拉状态。取一条"I"形肌内效贴，不施加任何拉力，由胫骨前肌结节（髂胫束的止点）开始，跨过股骨外侧髁，并沿整条髂胫束一路往上贴扎（图3.9）。

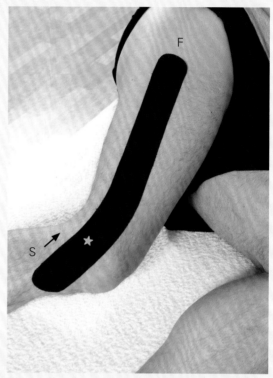

图3.9　第一步，从胫骨前肌结节开始沿髂胫束贴扎

2. 取一条短"I"形肌内效贴，施以75%~100%的拉力，经疼痛部位贴至股骨外侧髁（图3.10）。

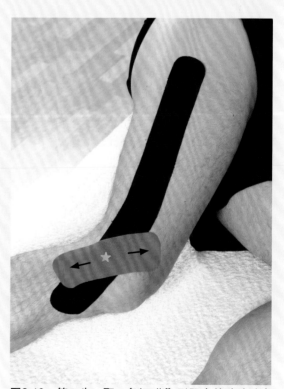

图3.10　第二步，取一条短"I"形肌内效贴贴过疼痛部位

3. 另取一条短"I"形肌内效贴，施加75%~100%的拉力，与上一步所贴的肌内效贴交叉覆盖疼痛部位，形成"X"形（图3.11）。

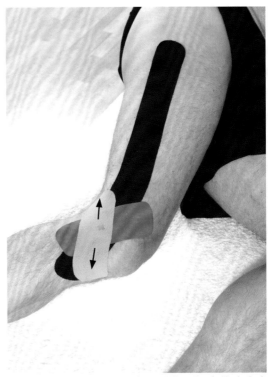

4. 用手或背亲纸摩擦肌内效贴表面数秒以激活黏合剂。

图3.11　第三步，另取一条短"I"形肌内效贴贴过股骨外侧髁的髂胫束，与上一步所贴的肌内效贴交叉形成"X"形

膝关节内侧疼痛：内侧副韧带/内侧半月板

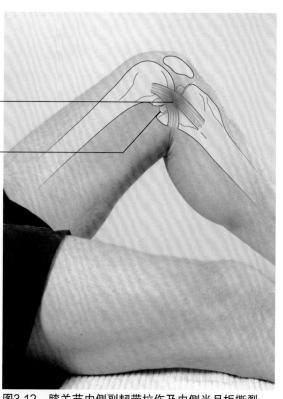

内侧副韧带拉伤 —————

内侧半月板 —————

膝关节内侧副韧带（MCL）拉伤和撕裂，以及内侧半月板的损伤被认为是最常见的损伤，尤其是在体育运动如踢足球、滑雪等运动中。其中，内侧副韧带（MCL）最易损伤，它损伤后会限制膝关节外翻，这意味着膝关节不能向内运动。因此，在这个平面上任何过度的力量都会导致韧带拉伤，然后撕裂（或扭伤），并可能撕裂内侧半月板（图3.12）。

图3.12 膝关节内侧副韧带拉伤及内侧半月板撕裂

1. 患者屈膝90°。取一条"I"形肌内效贴，不施加任何拉力，从胫骨远端下方开始贴，经膝关节内侧，贴至股骨近端。如图3.13所示。

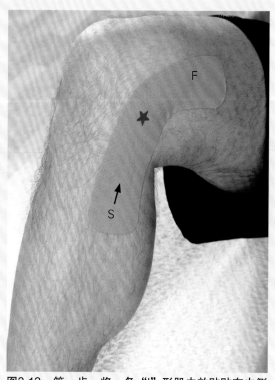

图3.13 第一步，将一条"I"形肌内效贴贴在内侧副韧带

2. 取一条短"I"形肌内效贴，施以75%~100%的拉力，将其贴于疼痛部位，如图3.14所示。

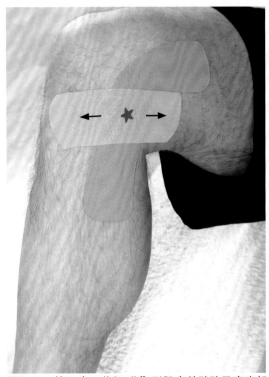

图3.14　第二步，将短"I"形肌内效贴贴于疼痛部位

3. 再取一条短"I"形肌内效贴，施以75%~100%的拉力，与上一步所贴的肌内效贴交叉覆盖疼痛部位，形成"X"形（图3.15）。

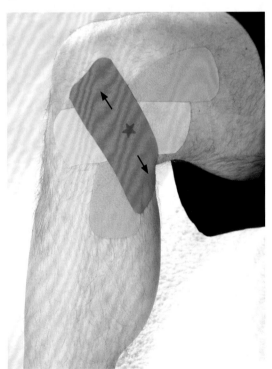

4. 用手或背亲纸摩擦肌内效贴表面数秒以激活黏合剂。

图3.15　第三步，取一条短"I"形肌内效贴与上一步所贴的肌内效贴交叉覆盖疼痛部位，形成"X"形

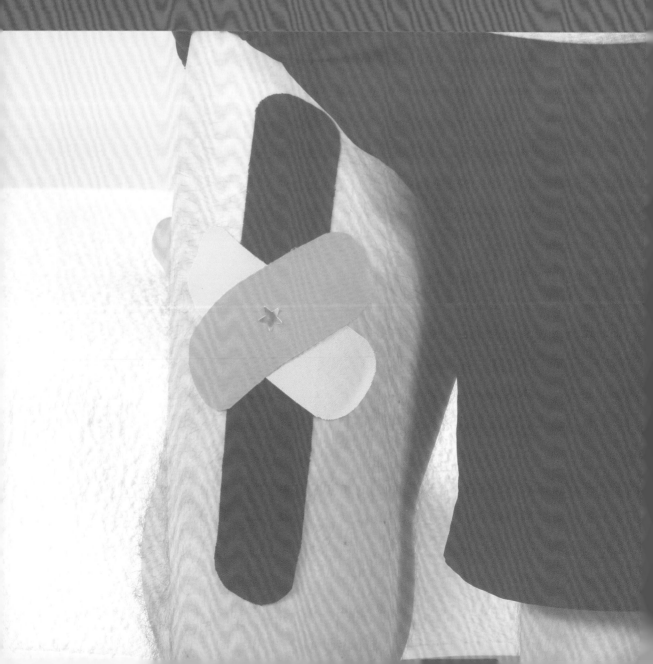

第四章
肌内效贴技术在股前、后侧肌的应用

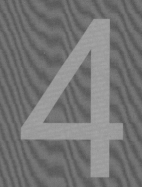

腘绳肌紧张/疲劳

我曾经治疗过很多耐力好的运动员,他们多次跟我提到,他们的腘绳肌(图4.1)有持续性疼痛和可感知的紧张,甚或是疲劳,尤其在持续几小时的运动后。最近,我把肌内效贴技术应用于腘绳肌,取得了很好的效果,有效地减轻了疼痛和紧张感。我倾向于联合使用肌内效贴和软组织按摩术(soft tissue massage techniques)、肌肉拉伸技术(muscle lengthening techniques),以及肌肉能量技术。我在临床上应用这些技术十分有效,特别是在联合使用的时候。

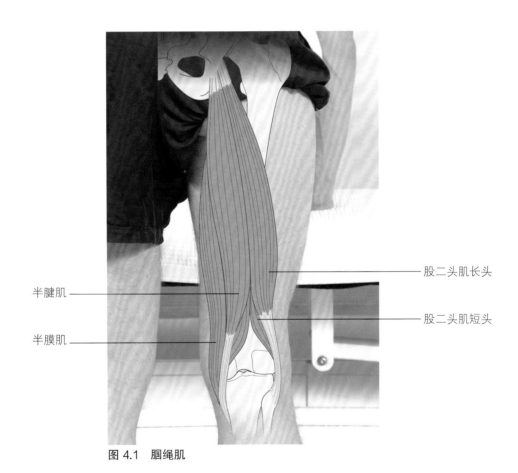

半腱肌

半膜肌

股二头肌长头

股二头肌短头

图 4.1　腘绳肌

1. 先使腘绳肌处于拉伸状态，然后取一条"I"形肌内效贴，不施加拉力或只施以极小的拉力，从膝关节内侧的腘绳肌内侧（半腱肌和半膜肌）的肌肉附着点开始，贴行至位于坐骨结节处的肌肉起点（图4.2）。

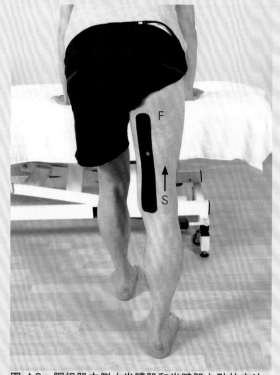

图 4.2　腘绳肌内侧（半膜肌和半腱肌）贴扎方法

2. 重复上述过程，取一条"I"形肌内效贴，不施加拉力或只施以极小的拉力，但这次从膝关节外侧开始贴，止于坐骨结节处，覆盖腘绳肌外侧，以使肌内效贴应用于股二头肌（图4.3）。

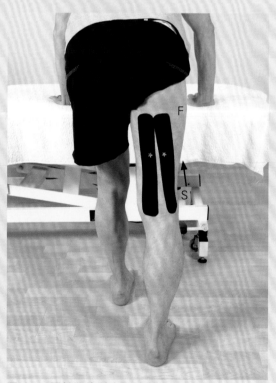

图 4.3　腘绳肌外侧（股二头肌）贴扎方法

腘绳肌劳损

接下来介绍的肌内效贴技术可专门应用于腘绳肌外侧（股二头肌），或者应用于腘绳肌内侧（半膜肌和半腱肌）。我曾遇到很多股二头肌和半腱肌劳损病例。基于这些认识，我选择的技术是贴扎半腱肌，如图4.4所示。如果肌肉劳损部位位于股后外侧（股二头肌），简单地重复应用这项技术即可，但是很明显，使用时应该把肌内效贴贴在腘绳肌外侧。

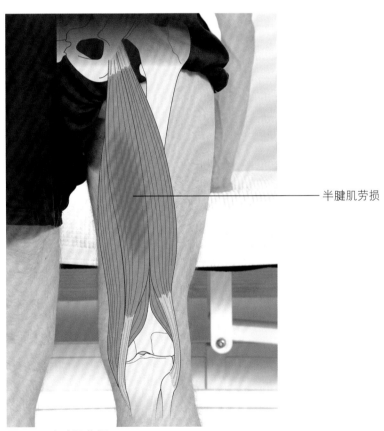

半腱肌劳损

图 4.4 半腱肌劳损

1. 先使腘绳肌处于拉伸状态，然后取一条"I"形肌内效贴，不施拉力或只施以极小的拉力，从膝关节内侧开始，沿着大腿内侧、顺着半腱肌向上贴行，并止于坐骨结节处，如图4.5所示。

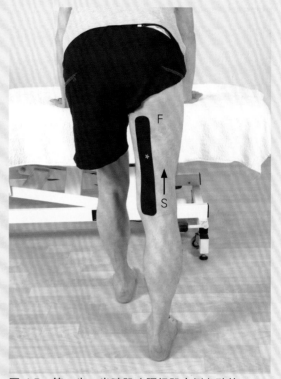

图 4.5 第一步，半腱肌（腘绳肌内侧）贴扎

2. 取一条短"I"形肌内效贴，施加75%~100%的拉力，覆盖疼痛部位（图4.6）。

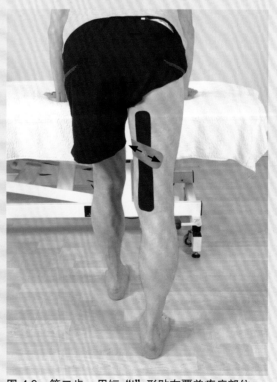

图 4.6 第二步，用短"I"形贴布覆盖疼痛部位

3. 另取一条短"I"形肌内效贴，施加75%～100%的拉力，覆盖于原有的短"I"形肌内效贴定位的疼痛部位，形成"X"形（图4.7）。

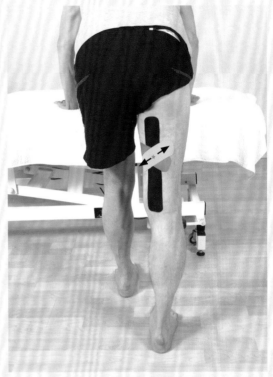

4. 用手或背亲纸摩擦肌内效贴表面数秒以激活黏合剂。

图4.7　第三步，用短"I"形肌内效贴覆盖腘绳肌劳损部位，形成"X"形

股直肌劳损

在有疾跑和踢腿的运动（如足球和橄榄球运动）中股直肌经常受伤。然而，当运动员抱怨股前侧疼痛时，排除股神经和腰椎的影响很重要。如果股直肌收缩时引起疼痛，则可以认为该肌肉已经劳损。

患者的另一个常见的疼痛即肌腱炎（tendinopathy），位于髂前下棘（anterior inferior iliac spine, AIIS）上股直肌起点附着部下缘的下方，与软组织的肌腱成分有关。此处也经常发生肌腹甚至肌肉与肌腱联合部位，即肌肉肌腱联合（the musculotendinous junction, MTJ）的损伤。图4.8所示为常见的股直肌损伤部位。

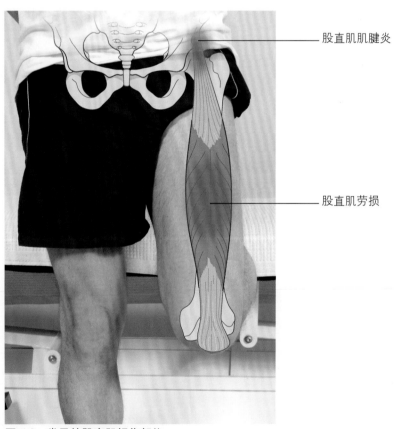

股直肌肌腱炎

股直肌劳损

图 4.8 常见的股直肌损伤部位

1. 患者屈曲膝关节，将脚放在椅子或沙发上，使股直肌处于牵拉状态。取一条"I"形肌内效贴，不施拉力或只施加极小的拉力，从股骨远端（髌骨前）的股直肌附着点开始，沿股直肌贴至髂前下棘处的股直肌起点（图4.9）。

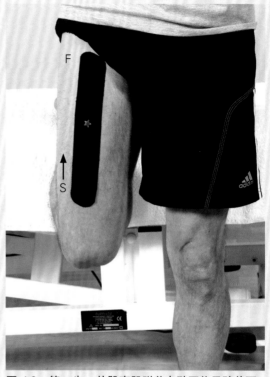

图 4.9　第一步，从股直肌附着点贴至位于髂前下棘的股直肌起点

2. 取一条短"I"形肌内效贴，施加75%~100%的拉力，覆盖疼痛部位（图4.10）。

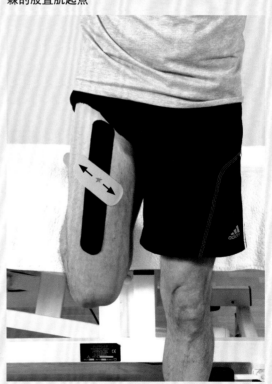

图4.10　第二步，将短"I"形肌内效贴覆盖于疼痛部位

3. 另取一条短"I"形肌内效贴，施加75%~100%的拉力，覆盖于原有的短"I"形肌内效贴定位的疼痛部位，形成"X"形（图4.11）。

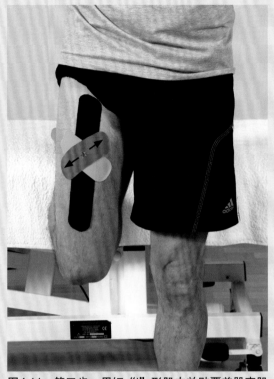

4. 用手或背亲纸摩擦肌内效贴表面数秒以激活黏合剂。

图4.11 第三步，用短"I"形肌内效贴覆盖股直肌劳损部位，与原有的短"I"形肌内效贴形成"X"形

内收肌劳损

专门治疗足球和橄榄球运动员的物理治疗师，必须时刻注意患者内收肌劳损情况，我个人曾有过这种类型的肌肉劳损。请记住，腹股沟的疼痛可能与髋关节潜在的病变有关，也可能与许多其他疾病相关。但无论如何，如果疼痛由内收肌劳损造成，那么应用肌内效贴将会有所帮助。图4.12所示为常见的内收肌劳损部位。

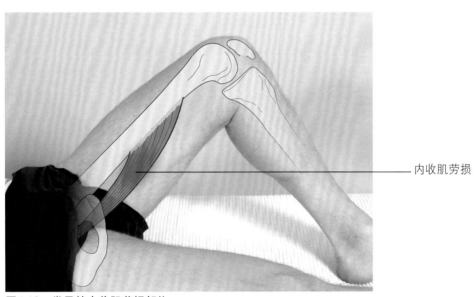

内收肌劳损

图4.12　常见的内收肌劳损部位

1. 先使内收肌处于拉伸状态，然后取一条"I"形肌内效贴，不施加拉力或只施加极小的拉力，从膝关节内侧开始，贴至耻骨结节处的肌肉起点（图4.13）。

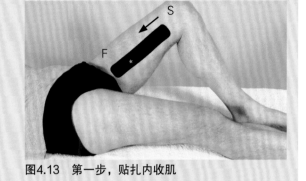

图4.13　第一步，贴扎内收肌

2. 与第一步类似，另取一条"I"形肌内效贴，不施加拉力或只施加极小的拉力，贴在内收肌上，覆盖疼痛部位（图4.14）。

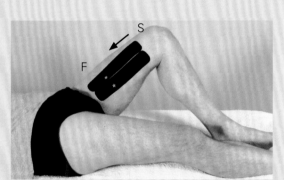

图4.14　第二步，用另一条"I"形肌内效贴覆盖疼痛部位

3. 用手或背亲纸摩擦肌内效贴表面数秒以激活黏合剂。

第五章
肌内效贴技术在腰部、骨盆和躯干的应用

5

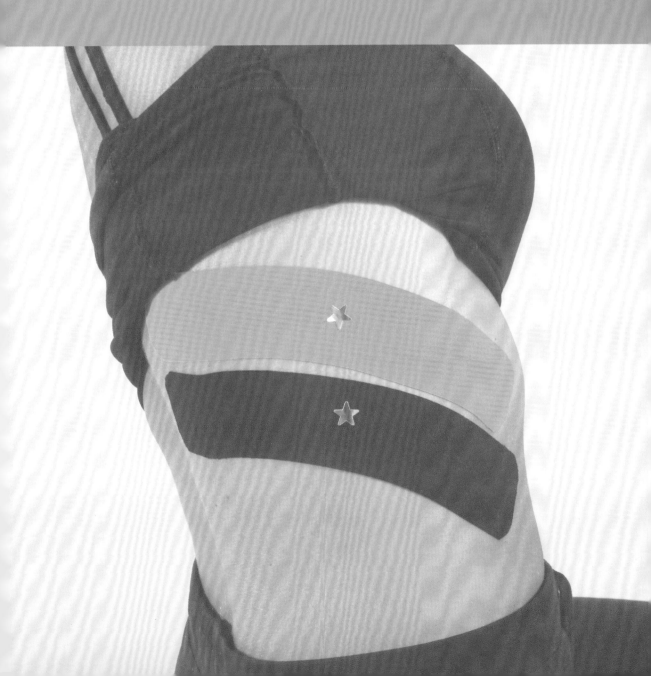

臀肌和梨状肌疼痛

我记不清有多少运动员和普通患者因为臀中肌疼痛而来就诊。物理治疗师对患者疼痛的原因有自己的分析。例如，疼痛可能来自腰椎的某个部位如椎小关节，也可能来自与某条退化的神经根有关的腰椎间盘病变。我甚至见过髋关节后侧盂唇撕裂导致的臀部疼痛。因此请注意，患者出现的疼痛可能不单由梨状肌引起。若遇有患者出现臀部疼痛，并说他们被告知患有梨状肌综合征时，请记住这一点。

图5.1所示为可能导致臀部疼痛的部位，如梨状肌、臀大肌、坐骨神经，或是来自腰椎的牵涉痛，此处仅举部分例子。

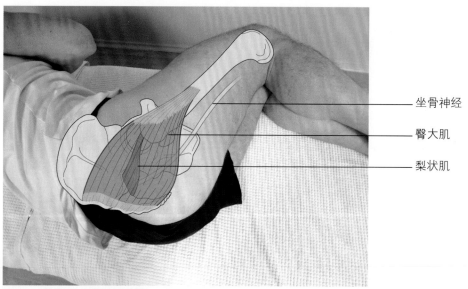

坐骨神经

臀大肌

梨状肌

图5.1 臀部疼痛的常见原因

1. 要求患者侧卧并屈髋屈膝以牵拉梨状肌。暴露身体的这一区域，取一条"I"形肌内效贴，施以25%的拉力，从位于骶骨的梨状肌起点开始，贴至股骨大转子，如图5.2所示。

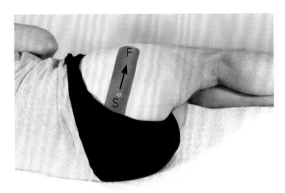

图5.2 第一步，贴扎梨状肌

2. 取一条短"I"形肌内效贴，施以75%~100%的拉力贴于疼痛部位（图5.3）。

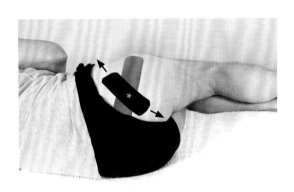

图5.3 第二步，用一条"I"形肌内效贴贴于疼痛部位

3. 另取一条短"I"形肌内效贴，施以75%~100%的拉力贴于疼痛部位（图5.4）。

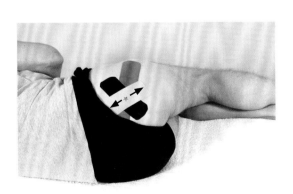

4. 用手或背亲纸摩擦肌内效贴表面数秒以激活黏合剂。

图5.4 第三步，另取一条短"I"形肌内效贴交叉贴于疼痛部位，与上一条肌内效贴形成"X"形

腰椎病变

很多来我诊所就诊的运动员和普通患者都有腰部、骶髂关节（sacroiliac joint, SIJ）或宫颈区疼痛。因此，腰部是我最常治疗的部位之一，有4/5的患者在生活中偶尔会有背部疼痛，物理治疗师最好熟悉此类疾病的评估与治疗。在我的经验中，肌内效贴可以很好地固定背部，并且缓解患者的疼痛。图5.5所示为常见的腰部疼痛部位。

Yoshida和Kahanov在2007年进行了一项研究，以确定肌内效贴对上身关节活动度的影响。他们得出的结论是，与不使用肌内效贴的一组相比，使用肌内效贴一组上身前屈多出17.8cm。但是，在肌内效贴的作用下，上身的侧弯并没有改善。

此外，Castro Sanchez等人在2012年研究了肌内效贴在降低致残率和缓解疼痛方面对慢性非特异性腰痛患者的影响。他们发现，使用肌内效贴以后，在致残、疼痛、上身肌肉的等长耐力甚至在上身弯曲度这几个方面，患者的症状都明显有所改善。

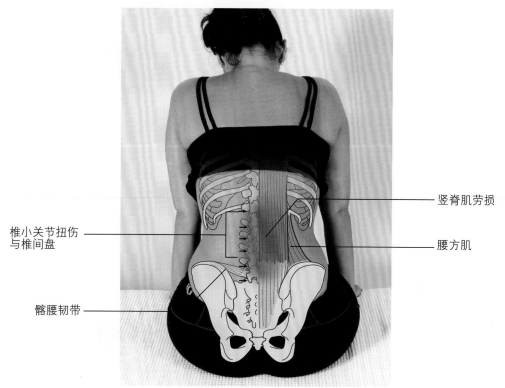

竖脊肌劳损

腰方肌

椎小关节扭伤
与椎间盘

髂腰韧带

图5.5　常见腰部疼痛的部位

1. 上身前屈。取两条标准"I"形肌内效贴，每条均施以75%的拉力横向贴于腰部（图5.6）。

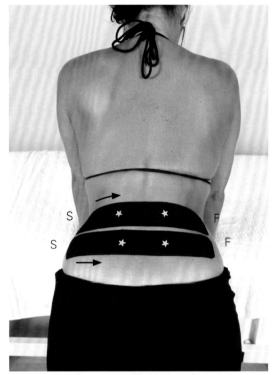

图5.6 第一步，在腰部横贴两条"I"形肌内效贴

2. 另取两条标准"I"形肌内效贴，一次贴一条，每侧由髂骨的髂后上棘（posterior superior iliac spine，PSIS）开始，施以75%的拉力向上贴至竖脊肌腰段（图5.7）。

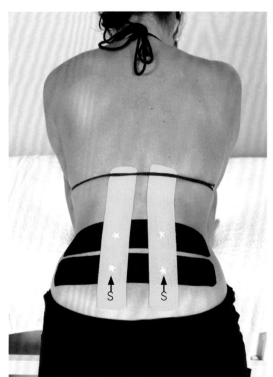

图5.7 第二步，用两条"I"形肌内效贴沿竖脊肌往上贴

3. 用手或背亲纸摩擦肌内效贴表面数秒以激活黏合剂。

骶髂关节功能障碍

单独位于腰部下外侧的疼痛可能来自骶髂关节。这是一个很常见的疼痛部位,不仅见于经常活动的患者,可见于各种类型的患者。如图5.8所示,骶髂关节可以通过以下介绍的肌内效贴技术获得帮助,尤其是在疼痛非常剧烈,患者又对传统治疗方法如关节松动和软组织按摩感到异常不适的时候。

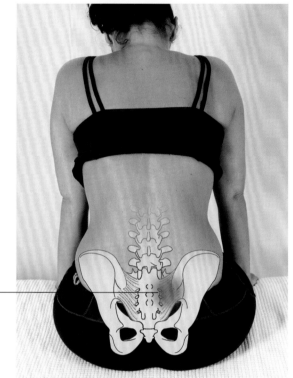

骶髂关节扭伤————

图5.8　骶髂关节功能障碍

1. 身体前屈并转向非疼痛侧,使骶髂关节处于牵拉状态。取一条标准"I"形肌内效贴,施加75%的拉力,从下方的髂后上棘开始朝头部方向贴,使其跨过骶髂关节（图5.9）。

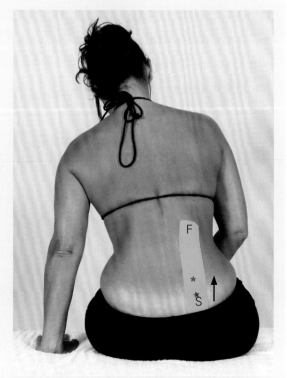

图5.9　第一步,横过骶髂关节向头部方向贴一条"I"形肌内效贴

2. 另取一条标准"I"形肌内效贴，施加75%的拉力横向贴扎（图5.10）。

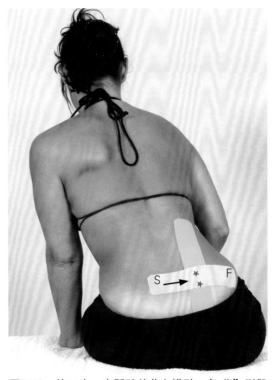

图5.10　第二步，在骶髂关节上横贴一条"I"形肌内效贴

3. 取第三条标准"I"形肌内效贴，施加75%的拉力在对角线方向贴扎（图5.11）。如果需要的话，可以在另一对角线方向上再贴一条"I"形肌内效贴，形成一个"星"形。

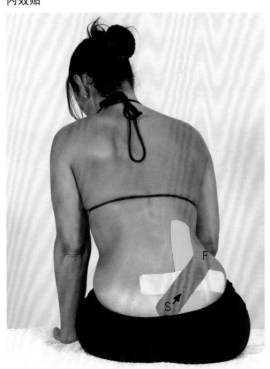

4. 用手或背亲纸摩擦肌内效贴表面数秒以激活黏合剂。

图5.11　第三步，在骶髂关节上再贴一条"I"形肌内效贴

肋骨/肋间疼痛

肋骨应力性骨折很少发生，除非像顶级赛艇队那样每周至少进行12~14次训练，或在橄榄球等接触性运动中受到持续的直接打击。作为一名物理治疗师，我在牛津大学的时候见过许多肋骨应力性骨折病例（图5.12），主要是因为我多年来一直在治疗奥运会运动员和顶级赛艇运动员。如果骨扫描证实了应力性骨折的诊断，自然恢复是迄今为止最好的治疗手段。愈合通常至少需要6周，希望肌内效贴的应用可以加快愈合过程。但是，目前还没有研究证实这一点。如果疼痛位于肋间肌，那么以下的肌内效贴应用可以极大地缓解不适。

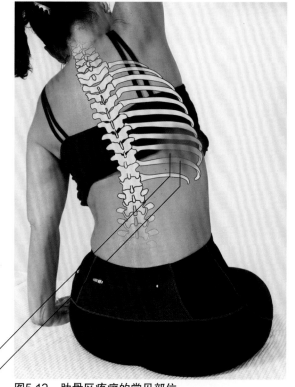

肋间肌劳损

肋骨功能障碍/应力性骨折

图5.12 肋骨区疼痛的常见部位

1. 将手臂抬高过头，同时将上身向疼痛对侧侧弯，使肋骨处于拉伸状态。在疼痛部位使用标准"I"形肌内效贴，按照肋骨对齐方式施加75%的拉力进行贴扎（图5.13）。

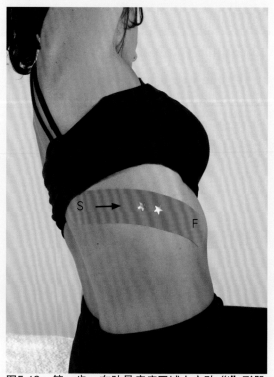

图5.13 第一步，在肋骨疼痛区域上方贴"I"形肌内效贴

2. 另取一条标准"I"形肌内效贴，施加75%的拉力横向贴好（图5.14）。

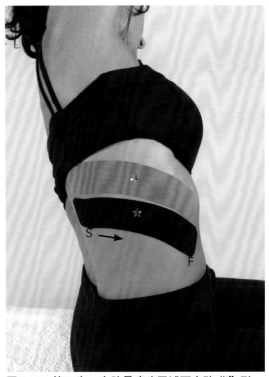

图5.14　第二步，在肋骨疼痛区域下方贴"I"形肌内效贴

3. 取第三条标准"I"形肌内效贴，施加75%的拉力，从髂嵴上方开始贴至腋窝方向，使其跨过疼痛区域（图5.15）。

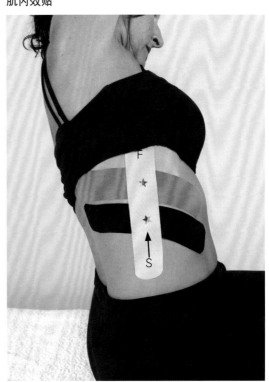

图5.15　第三步，使用"I"形肌内效贴纵向贴过肋痛区域

4. 用手或背亲纸摩擦肌内效贴表面数秒以激活黏合剂。

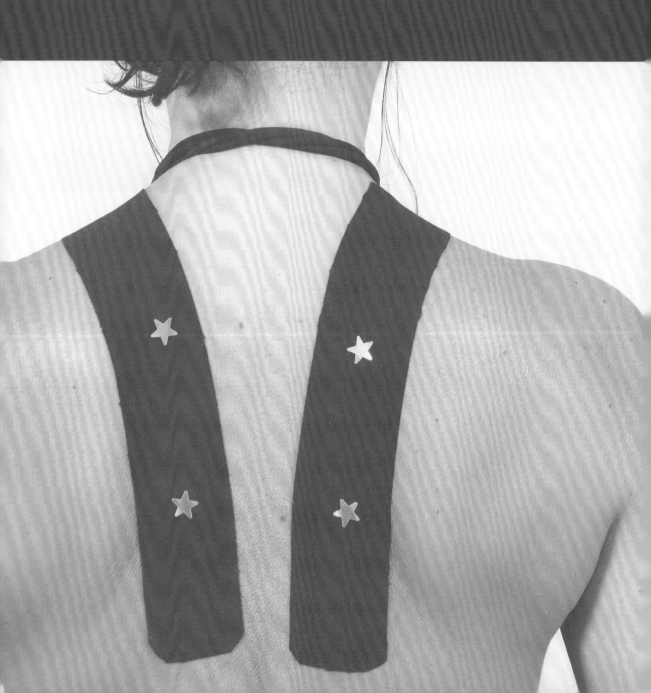

胸椎中段与菱形肌疼痛

Karatas et al.（2012）通过研究擅长治疗骨骼肌疼痛的外科医生发现，肌内效贴可显著地改善颈椎的关节活动度，并缓解疼痛。他们得出的结论是，肌内效贴可以有效地缓解颈部和腰部疼痛，并能改善颈椎和腰椎的关节活动度和功能。

两肩胛骨之间的胸椎中段疼痛，可能由菱形肌或斜方肌下束劳损引起（图6.1）。疼痛也有可能由下颈椎引起。作为鉴别诊断的一部分，考虑肋骨或胸椎的功能障碍也很必要。在极少数情况下，这些症状也有可能反映的是肺部和肋间肌的问题。

许多来到我们诊所的患者都有体态问题，因此他们胸椎中段肌肉一直处于拉伸状态，这会导致对侧拮抗肌——胸大肌和胸小肌缩短和变紧。治疗手段应包括胸肌的拉伸，而不仅仅是在疼痛的部位进行治疗，正如罗尔夫按摩治疗法（Rolfing technique）的创立者艾达·罗尔夫（Ida Rolf）博士所说，"疼痛部位并不是问题所在"。

在这种情况下，肌内效贴是很好的辅助治疗工具，因为它能够帮助患者和运动员感知自身的姿势，并愿意去做推荐的运动。

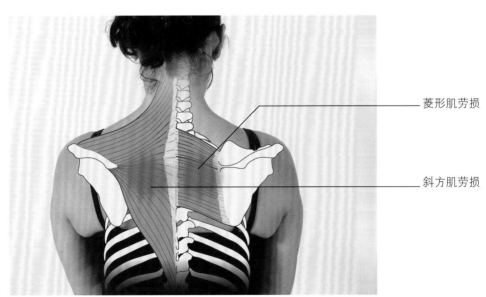

菱形肌劳损

斜方肌劳损

图6.1 胸椎中段肌肉（菱形肌和斜方肌）

1. 要求患者前屈躯干中部，并将肩膀向前拉，使胸椎中段肌肉受到牵拉。取两条标准的"I"形肌内效贴，一次一条，每条均施加75%的拉力，从斜方肌上束开始，沿竖脊肌往下贴（图6.2）。

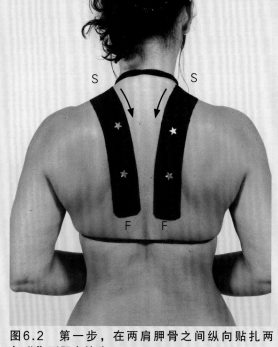

图6.2 第一步，在两肩胛骨之间纵向贴扎两条"I"形肌内效贴

2. 取两条"I"形肌内效贴贴在两肩胛骨之间的胸椎中段，每条均施加75%的拉力（图6.3）。

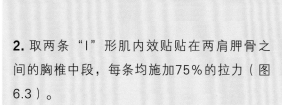

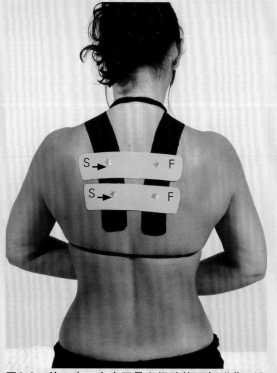

图6.3 第二步，在肩胛骨之间贴扎两条"I"形肌内效贴

3. 用手或背亲纸摩擦肌内效贴表面数秒以激活黏合剂。

颈后侧疼痛

以下这项技术对缓解颈后侧疼痛非常有效。如果患者和运动员主诉颈根部两侧均疼痛，那么应用以下技术非常合适，因为它可以真正地缓解他们的症状。造成疼痛的原因有很多。我诊治的很多普通患者和运动员有肌肉疼痛或者自觉肌肉紧绷，这通常是由习惯性运动方式或生活方式造成的，是不适感的常见原因（图6.4）。

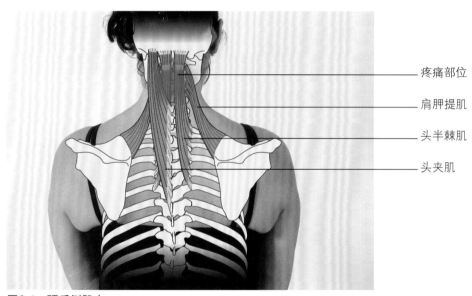

疼痛部位

肩胛提肌

头半棘肌

头夹肌

图6.4　颈后侧肌肉

1. 颈椎前屈，使颈后侧肌肉受到牵拉。取两条标准"I"形肌内效贴并施加25%的拉力，从发际线底部开始，沿竖脊肌往下贴扎（图6.5）。

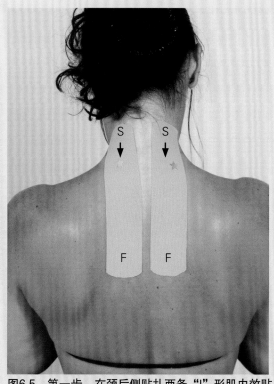

图6.5　第一步，在颈后侧贴扎两条"I"形肌内效贴

2. 取一条标准"I"形肌内效贴，施加75%的拉力，将其横向贴于疼痛部位（图6.6）。

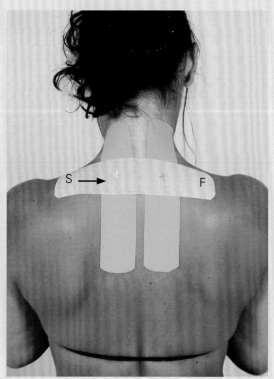

3. 用手或背亲纸摩擦肌内效贴表面数秒以激活黏合剂。

图6.6　第二步，在疼痛部位横贴一条"I"形肌内效贴

颈椎：肩胛提肌/斜方肌上束劳损

冈萨雷斯·伊格莱西亚斯（González-Iglesias）等人在2009年开展了一项研究，名为"肌内效贴对急性挥鞭样损伤患者的疼痛和颈椎关节活动度的短期影响"。他们得出的结论是，当患者出现急性挥鞭样损伤相关症状时，在贴扎肌内效贴后24小时的观察中，患者的症状在统计学上有明显的改善。

肩胛提肌的一端附着在肩胛骨上角，因此，当患者出现疼痛时，我们可以假定肩胛提肌是问题所在。我同意这块肌肉的疼痛可能是患者和运动员症状的一部分的说法，但我们也必须考虑可能牵涉的其他结构是什么。例如，颈椎小关节，斜方肌、菱形肌甚至冈上肌等其他肌肉，以及第一肋功能障碍，都应该考虑在内（图6.7）。

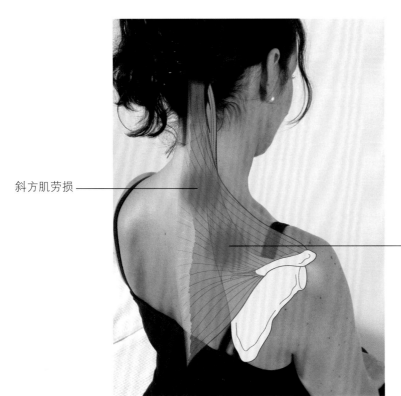

斜方肌劳损

肩胛提肌劳损

图6.7 位于肩胛骨上角的疼痛和斜方肌下束的劳损

1. 头颈侧屈并转向疼痛一侧的对侧，以使得该侧肩胛提肌处于受牵拉状态。取一条"Y"形肌内效贴，不施加任何拉力，从肩胛骨下方贴行至肩胛提肌起点处（图6.8）。

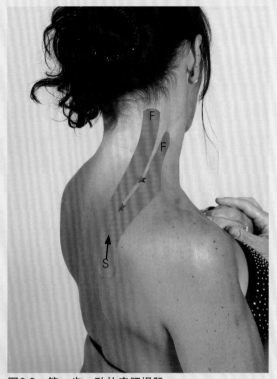

图6.8　第一步，贴扎肩胛提肌

2. 让患者稍微回缩肩膀。取第二条"Y"形肌内效贴，两侧支分别施加75%的拉力，一次一支，从锁骨上窝开始贴扎，覆盖斜方肌（图6.9）。

3. 用手或背亲纸摩擦肌内效贴表面数秒以激活黏合剂。

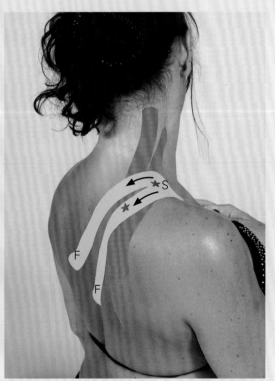

图6.9　第二步，贴扎斜方肌

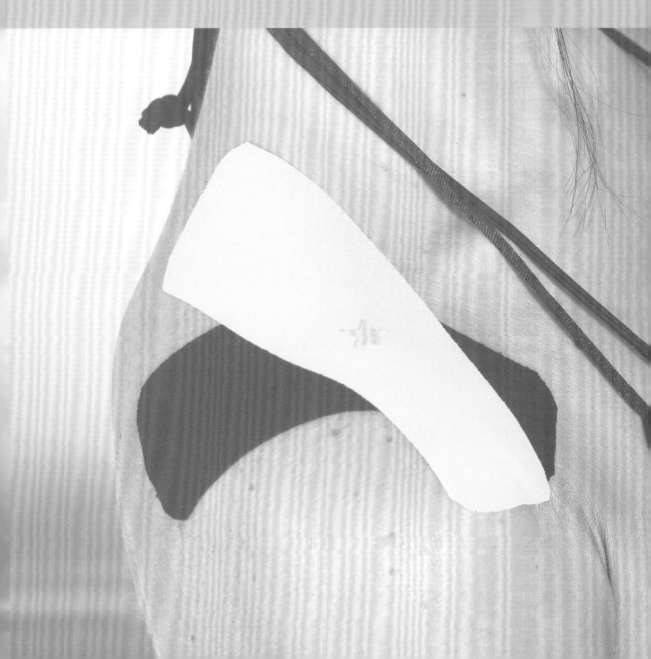

第七章
肌内效贴技术在上肢的应用

7

肩袖肌腱病变：冈上肌拉伤/滑囊炎／冈下肌拉伤

2010年，卡亚（Kaya）等人对肌内效贴技术和物理治疗两种方法治疗肩关节撞击综合征进行了对比。他们得出的结论是，肌内效贴能够作为一种替代方法用于治疗肩关节撞击综合征，特别是在需要立马见到效果的时候。

除此之外，Hsu et al.（2009）观察了在棒球运动员中应用肌内效贴治疗肩关节撞击综合征的效果。他们发现肌内效贴的使用能够激活斜方肌的深层纤维，当手臂从肩肱节律中恢复时，提高了手臂在60°至30°下降阶段的活动度。

所以，我应该从肩关节的哪一部分开始呢？其实，关于这一有趣的部位我能够写一整本书。现在我更偏向于以下的肌内效贴技术，因为这种贴扎方法可以根据疼痛的软组织进行调整。举一个例子，如果患者肩膀前部有局部疼痛，可能是冈上肌附着点病变。肩峰以下的疼痛很可能是肩峰下囊所引起，而肱骨大结节后方的疼痛可能是冈下肌的问题，特别是如果这个患者是一个游泳运动员的话。图7.1展示了上述与肩部相关的三个潜在疼痛部位。

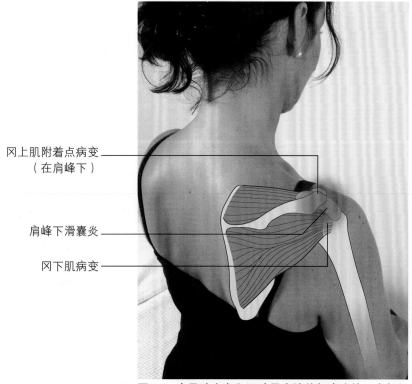

冈上肌附着点病变
（在肩峰下）

肩峰下滑囊炎

冈下肌病变

图7.1　会导致患者和运动员肩膀前部疼痛的三个部位

1. 第一步是为了减轻三角肌的负荷。如果肩关节出现问题，这一技术往往首先施用。取一条"Y"形肌内效贴，由三角肌粗隆开始，先使三角肌前束处于受牵拉姿势，将肌内效贴的前侧支顺三角肌前束贴扎；再使三角肌后束处于受牵拉姿势，将肌内效贴的后侧支顺三角肌后束贴扎。整个过程中仅对贴布施加极小的拉力，甚至也可以不施加任何拉力（图7.2）。

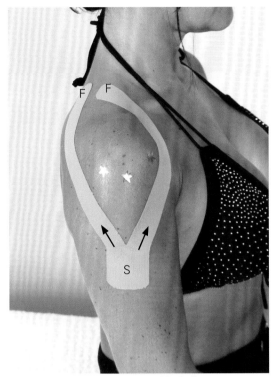

图7.2　第一步，帮助三角肌减轻负荷

2. 指导患者将手置于后腰部，以牵拉冈上肌和冈下肌。另取一条"Y"形肌内效贴，由疼痛部位开始贴扎：若是冈上肌拉伤，起自肩关节前侧并覆盖冈上肌；若是滑囊炎，肌内效贴起自肩峰下方并覆盖滑囊；若是冈下肌拉伤，肌内效贴起自肱骨大结节后方并覆盖冈下肌（图7.3）。每条侧支均需施加75％的拉力。你也可以在应用肌内效贴之前让患者先稍微回缩肩胛骨，因为这能提高肩关节的位置。

3. 用手或背亲纸摩擦肌内效贴表面数秒以激活黏合剂。

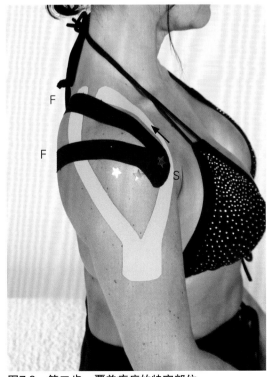

图7.3　第二步，覆盖疼痛的特定部位

肩锁关节扭伤

　　我在橄榄球队担任物理治疗师时，经常遇见肩锁关节（ACJ）扭伤的病例，几乎在每一场训练和比赛中，我都会看到几种类型的肩锁关节损伤。因为橄榄球是一项接触性运动，在这项运动中，物理治疗师经常能够见到肩锁关节半脱位/扭伤（图7.4）。肩锁关节扭伤并不仅仅发生在橄榄球运动中，在大多数运动中都会出现。多年前，我在德国一条流速特别快的河流上划皮划艇时，发生了左侧肩锁关节半脱位。这个部位很难治疗，因为肩关节很难得到休息放松，即使是穿衣服都需要活动到这个关节，更不用说运动员需要这个关节时刻保持灵活的状态。因此，肌内效贴技术是一个很好的选择，因为它有助于愈合的顺利进行。

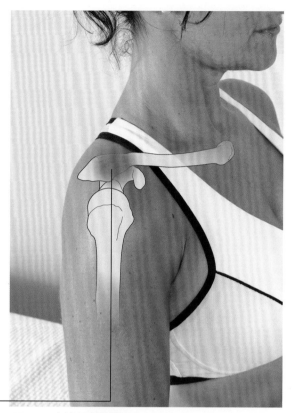

肩锁关节扭伤

图7.4　肩锁关节扭伤

1. 将患者的两臂放在身体两侧，这样肩锁关节就不会被拉伸。取一条标准"I"形肌内效贴，并施加75%～100%的拉力横贴于肩锁关节上（图7.5）。

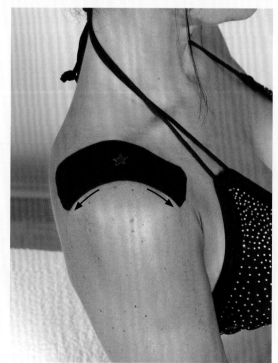

图7.5　第一步，把"I"形肌内效贴横贴在肩锁关节上

2. 另取一条标准"I"形肌内效贴与第一条形成一定角度并施以75%~100%的拉力贴好（图7.6）。

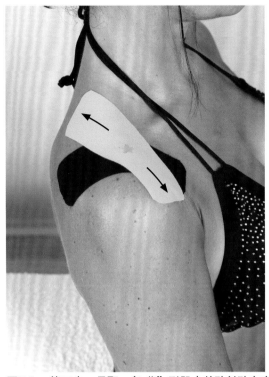

图7.6 第二步，另取一条"I"形肌内效贴斜贴在肩锁关节上

3. 再取一条标准"I"形肌内效贴并施以75%~100%的拉力贴好（图7.7）。

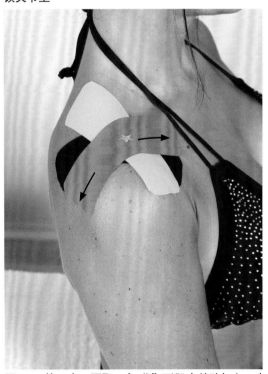

4. 用手或背亲纸摩擦肌内效贴表面数秒以激活黏合剂。

图7.7 第三步，再取一条"I"形肌内效贴与上一步中的肌内效贴交叉斜贴在肩锁关节上

肱二头肌：长头和短头

Fratocchi et al.(2012)进行了一项研究,观察在肱二头肌上使用肌内效贴是否会影响肘部的等速环转运动。他们通过在一组健康受试者身上试验,得出结论:以肘部为中心的峰值扭力确实有所增加。

如上所述,肩关节前部的疼痛可能来自冈上肌肌腱。然而,它也可能是肱二头肌长头肌腱病变所致,因为肱二头肌长头肌起于盂上结节,穿过肩胛结构和肱骨结节间沟,最后附着于桡骨和肱二头肌肌腱膜(图7.8)。在45岁以上的男性中,肱二头肌长头肌腱的断裂相对比较常见。这就是所谓的"大力水手"手臂,因为断裂会引起反作用力,随后在肱二头肌收缩时出现肿块。

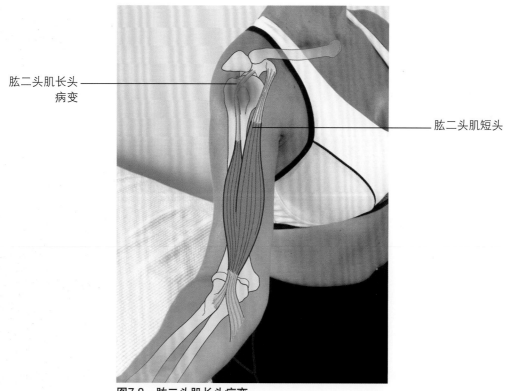

肱二头肌长头病变

肱二头肌短头

图7.8 肱二头肌长头病变

1. 使肱二头肌处于拉伸位置，然后取一条"Y"形肌内效贴，不施加拉力，从桡骨附着点开始，将肌内效贴的两条侧支分别贴于肱二头肌的长头和短头（图7.9）。

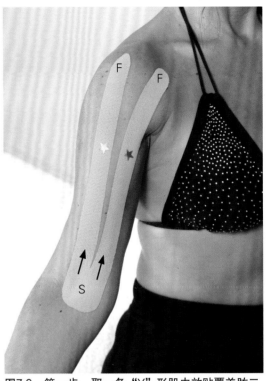

图7.9 第一步，取一条"Y"形肌内效贴覆盖肱二头肌的长头和短头

2. 另取一条比标准"I"形肌内效贴短一点的肌内效贴，施以75%~100%的拉力，由内侧向外侧贴在疼痛部位（图7.10）。

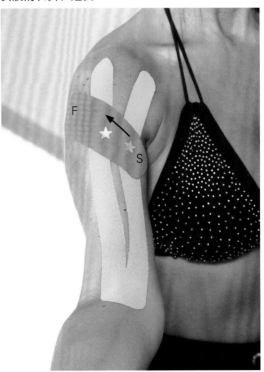

3. 用手或背亲纸摩擦肌内效贴表面数秒以激活黏合剂。

图7.10 第二步，取一条略短"I"形肌内效贴贴在疼痛部位

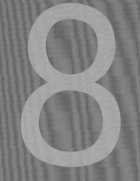

第八章
肌内效贴技术在前臂、手和手腕的应用

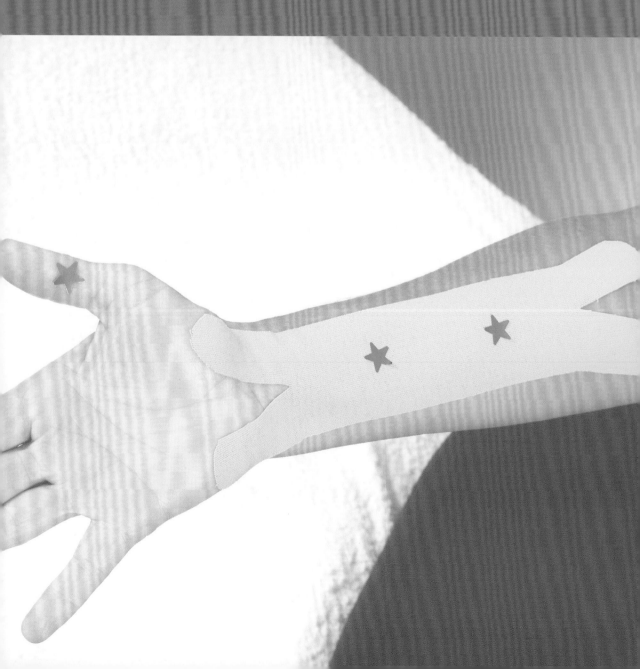

肱骨外上髁炎（网球肘）

肘部疼痛，尤其是外侧的疼痛，对患者来说非常难受和痛苦。有时，仅仅是提起水壶就会引起剧烈的疼痛。当把肌内效贴贴在这个疼痛部位时，请确保它不是因为颈椎（C6/C7）病变引起的，而是直接来自肘部的疼痛。

我会让我的患者做一个简单的测试——中指伸展的抗阻运动，确认这是肌肉问题而不是牵涉痛。如果这个测试引起肘外侧疼痛，通常认为引起疼痛的是桡侧腕短伸肌（ECRB）。这块肌肉起于肱骨外上髁（伸肌共同的起点），止于第3掌骨底，具有使中指伸展的作用。如图8.1显示了与网球肘相关的肌肉。

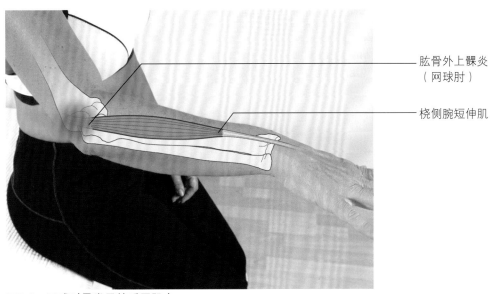

肱骨外上髁炎
（网球肘）

桡侧腕短伸肌

图8.1　网球肘最常见的受累肌肉

1. 取一条长"I"形肌内效贴，在一头取一小段折叠，并在折叠处切下两个如风筝尾巴的小角（图8.2）。

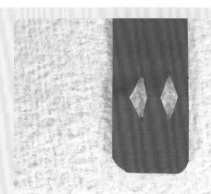

图8.2　两个"风筝"形状的切面

2. 将患者的食指和中指分别插入经剪切得到的凹角内，然后屈腕并伸展和内旋肘关节。贴布不施加拉力或仅施加极小的拉力，顺着桡侧腕短伸肌全长贴行至其位于肱骨外上髁的附着点（图8.3）。

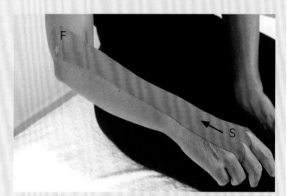

图8.3　第一步，取一条较长的"I"形肌内贴贴扎

3. 另取一条"Y"形肌内效贴，每条侧支施加75%~100%的拉力，由肱骨外上髁后方少许开始贴，使之与之前的"I"形肌内效贴交叠。每条侧支均须止于前臂屈肌侧（如图8.4）。

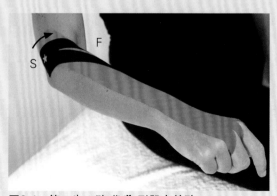

图8.4　第二步，贴"Y"形肌内效贴

4. 用手或背亲纸摩擦肌内效贴表面数秒以激活黏合剂。

肱骨内上髁炎和尺神经损伤：高尔夫球肘

当我还是一名军队的体能训练师时，我喜欢爬绳，因为我发现这种锻炼对增强体能非常有效。但是，随着时间的推移，我感到手肘内侧疼痛，后来我被告知患有高尔夫球肘，虽然我并不打高尔夫球。这种情况基本上可以发生在任何人身上，它通常是由一块特别的肌肉——旋前圆肌（图8.5）引起的。这块肌肉起源于肱骨内上髁，因此就有了"肱骨内上髁炎"这个词。由于炎症的作用也会影响尺神经，如果患者感到小指有麻刺感或感觉改变，则说明炎症已经累及尺神经。下面的肌内效贴技术将有助于旋前圆肌和尺神经的恢复。

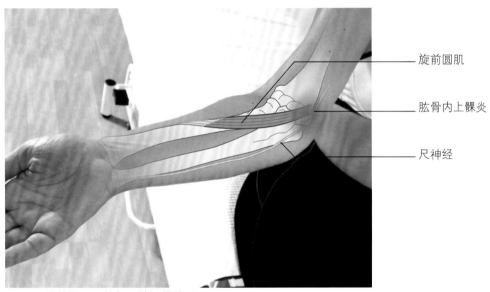

旋前圆肌

肱骨内上髁炎

尺神经

图8.5　旋前圆肌及其与尺神经的关系

1. 通过前臂旋后和肘部伸展,将旋前圆肌置于伸展的位置。取一条"I"形肌内效贴,不施加任何拉力,以肱骨内上髁为起点沿旋前圆肌的走向贴扎(图8.6)。

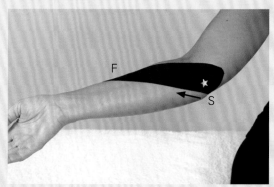

图8.6　第一步,沿旋前圆肌走行贴"I"形肌内效贴

2. 另取一条比标准"Y"形肌内效贴小一点的肌内效贴,并施加75%～100%的拉力,贴在疼痛部位(图8.7)。

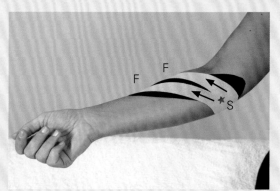

图8.7　取一条较小的"Y"形肌内效贴贴在疼痛部位

3. 用手或背亲纸摩擦肌内效贴表面数秒以激活黏合剂。

腕管综合征

　　腕管位于四块可触骨之间，这四块骨分别是豌豆骨、钩骨、手舟骨和大多角骨。正中神经，以及浅屈肌肌腱和深屈肌肌腱通过腕管。腕管综合征主要由正中神经受压引起。这种综合征的产生还有一个特殊原因就是过度使用屈肌肌腱而导致的腱鞘滑膜炎。肌腱发炎，随后引起神经压迫，导致拇指、示指、中指以及半侧无名指的感觉改变（图8.8）。肌内效贴的应用有利于减轻手屈肌肌群肿胀和手指的疼痛。

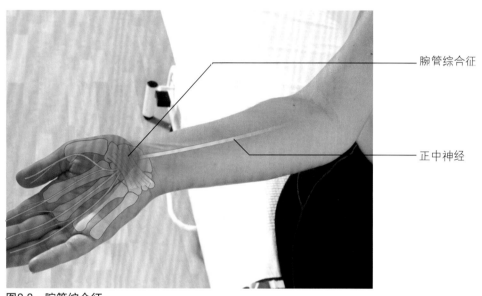

图8.8　腕管综合征

1. 让患者伸展腕部和肘部以轻微拉伸屈肌肌腱。取一条"I"形肌内效贴，在其两端各剪一个小尾巴，使它看起来像一个长"X"形。不施加拉力或施加一点点拉力，沿正中神经贴扎（图8.9）。

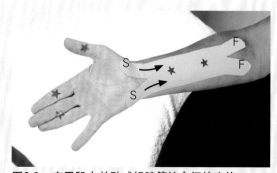

图8.9　应用肌内效贴减轻腕管综合征的症状

2. 用手或背亲纸摩擦肌内效贴表面数秒以激活黏合剂。

交叉点综合征和腱鞘炎（妈妈手）

我觉得肌内效贴可以应用于以下两种特殊的损伤情况。第一种情况常见于赛艇运动员，通常由划桨导致的"平桨手"造成，称为交叉点综合征。第二种情况影响拇短伸肌和拇长展肌，称为腱鞘炎（妈妈手）。图8.10显示了这两种手腕损伤的情况。

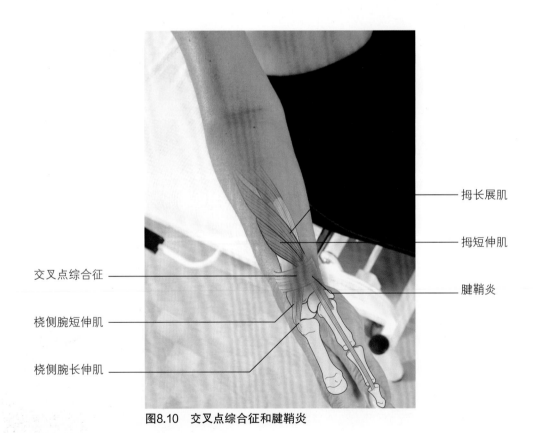

拇长展肌

拇短伸肌

腱鞘炎

交叉点综合征

桡侧腕短伸肌

桡侧腕长伸肌

图8.10　交叉点综合征和腱鞘炎

1. 让患者将手腕轻轻置于尺偏位，使拇指肌腱处于拉伸状态。取一条短"I"形肌内效贴，从第一掌指关节（MCP）开始，向拇指肌腱和疼痛部位贴扎，几乎不施加任何拉力（图8.11）。

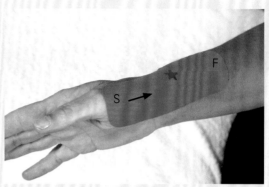

图8.11　第一步，沿拇指肌腱贴扎"I"形肌内效贴

2. 另取一条短"I"形肌内效贴，施加75%~100%的拉力横贴在疼痛部位（图8.12）。

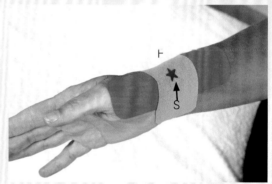

图8.12　第二步，贴扎疼痛部位以减压

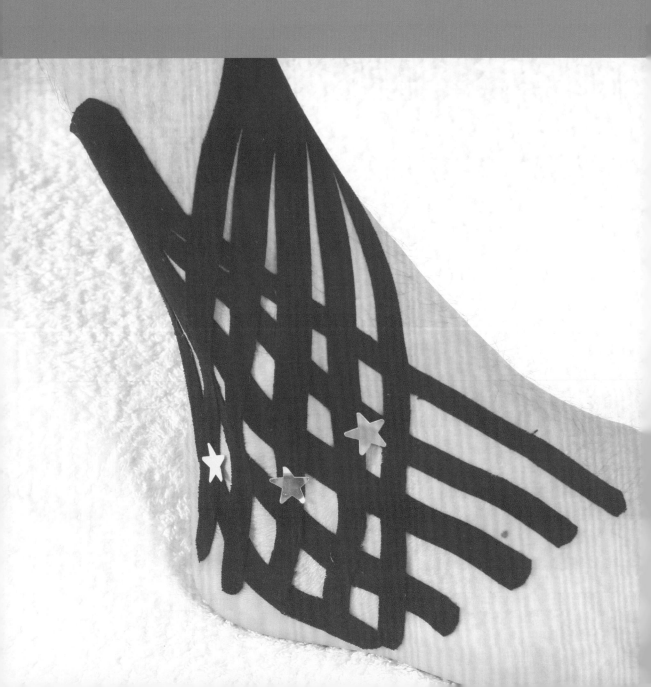

淋巴系统

淋巴系统是一个独特的单向系统，通常被称为人体的"引流"装置。它是循环系统的一部分，由器官网络、淋巴管和淋巴结组成（图9.1）。淋巴系统将一种被称为"淋巴液"的无色透明液体输送回心脏。这个系统有很多功能，包括去除多余的组织液。组织液是细胞外的液体，积聚在身体的大部分组织中，并作为淋巴液通过血管返回心血管系统。

在回流到循环系统的过程中，淋巴液被强制通过淋巴结，以便于过滤。在这些淋巴结中有专门的白细胞，称为"淋巴细胞"，它们的作用是消灭任何在淋巴结中的有害生物。淋巴细胞也随淋巴液从淋巴结中流出并回流到血液中。淋巴系统的另一个功能是吸收和运输脂质，将其从消化系统转运至静脉循环。

下面的肌内效贴技术是一种能够帮助减轻软组织内水肿的很好的方法。我的一位物理治疗师同事治疗了一位做过乳房切除术的女士，为了更好地预防复发，她还切除了一部分腋窝淋巴结。由于淋巴结被切除，患者的手臂偶有肿胀。我的同事将这种特殊的肌内效贴贴在了她肿胀的手臂上，在很短的时间内，肿胀就减轻了，疼痛也减轻了。

Tsai et al.（2009）进行了一项研究，提出了这样一个问题：在乳腺癌相关淋巴水肿的去充血淋巴治疗中，肌内效贴能否取代绷

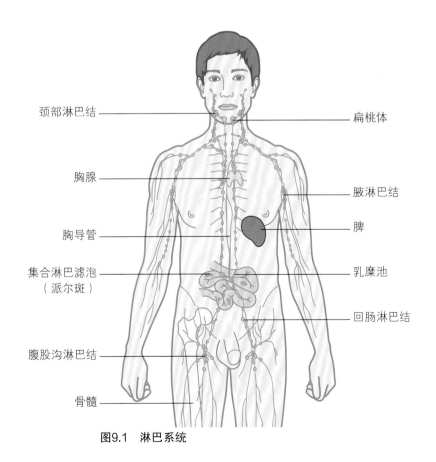

颈部淋巴结

扁桃体

胸腺

腋淋巴结

胸导管

脾

集合淋巴滤泡
（派尔斑）

乳糜池

回肠淋巴结

腹股沟淋巴结

骨髓

图9.1　淋巴系统

带？研究结果表明，肌内效贴可以替代绷带，而且他们还发现，患者对肌内效贴的耐受性比绷带好，因为使用时间更长、难度更小，而且更舒适和方便。结果还显示，使用肌内效贴还可以显著减少水肿（即多余的水分）。此外，Bialoszewski et al.(2009)研究了肌内效贴对减少下肢水肿的临床疗效。结果显示，与常规治疗组相比，肌内效贴的应用提供了一个与大腿围减少有关的有统计学意义的数据。

下面的肌内效贴技术在贴扎的外观上都非常相似。如果掌握了基本的原理和贴扎方法，这种技术就可以应用于身体的任何部位，这对患者是有好处的，尤其是皮下组织有某种形式的肿胀时。

我有一个患者是牛津大学的赛艇教练。她的右膝关节已经完全置换，由于她在赛艇队的教练工作一直很繁忙，所以她的右膝经常肿胀。经过长时间的治疗后，她告诉我，在我为她治疗所用的所有物理治疗方法如整骨疗法、运动疗法和针灸中，肌内效贴在减轻疼痛和肿胀方面效果最好。为什么？主要的区别是，肌内效贴贴上后可以保留五天，所以肌内效贴是全天候工作的，而且在睡觉的时候特别有效。

在肌内效贴技术授课期间，我曾对学生们说，如果掌握了这些技术，他们的治疗方法将会变得更好，尤其是在治疗运动员和普通患者方面。我在课堂上也反复说过，我花了五年的时间，花了一大笔钱，成为一名整骨医生，但是，当我对普通患者和运动员只使用肌内效贴的时候，产生了更好的治疗效果。这通常会吸引我的学生学习这种技术，一旦他们对普通患者和运动员使用这些技术，他们往往会赞同我

的看法。

如前所述，如果将肌内效贴贴在身体某些部位，接下来的贴扎会具有类似的外观。通常先将肌内效贴剪成"I"形，然后再剪成五个等分的尾巴（扇形）或我所称的"手指"（图9.2）。如果喜欢的话，肌内效贴也可以剪成四条等分的分支。我个人认为五条分支效果更好，但这取决于个人喜好。这段肌内效贴现在称为"扇形"贴布。用剪刀把每侧支的末端尖角剪圆，这样穿脱衣服的时候肌内效贴不会翘起来了。在贴成只剩最后会合处的贴布之前，肌内效贴的"锚点"（即开始的地方）应贴在相关淋巴结的区域。

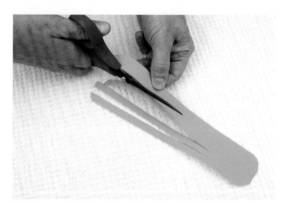

图9.2　一条被剪成扇形的"I"形肌内效贴

肌内效贴可以贴在没有拉伸的身体组织并且也不施加拉力地贴在肿胀的区域。但是，在进行贴扎之前，我会将患者的脚踝和膝盖稍微拉伸一下，以判断其有无不适的地方。还记得我之前说过的话吗？"肿胀导致压力，压力导致疼痛。"

踝关节水肿

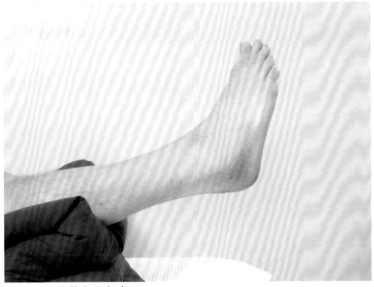

图9.3 踝关节常见水肿

1. 让患者主动将踝关节轻微内翻，但动作只需很小。如果做这一动作对患者来说太疼，也可直接在其踝关节处施以肌内效贴，在这个过程中踝关节无须任何拉伸（图9.3）。

2. 第一条肌内效贴始于外踝外上方（腓骨远端）。起点处贴扎时无须任何拉力，肌内效贴的侧支须覆盖整个水肿区域（图9.4）。

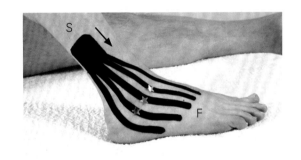

图9.4 首次贴扎时，将单条不施加拉力的肌内效贴覆盖贴于水肿处

3. 第二条扇形肌内效贴始于外踝内上方。使各侧支与第一条扇形肌内效贴各侧支交叠，只施以很小的拉力或不施以任何拉力（图9.5）。完成之后应该能看见相互交叠形成的"格子"形状。

4. 用手或背亲纸摩擦肌内效贴表面数秒以激活黏合剂，同时小心操作，注意不要让每一侧支翘起。

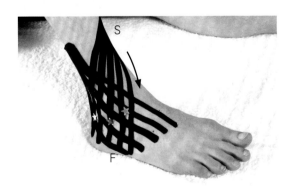

图9.5 第二条扇形肌内效贴交叉贴在第一条上

103

膝关节水肿

膝关节水肿见图9.6。

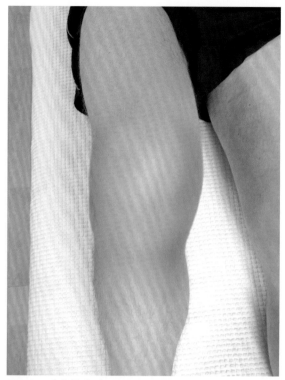

图9.6 膝关节水肿

1. 屈曲膝关节，从大腿下部内侧开始贴第一条扇形肌内效贴，其余各支贴在膝关节上，几乎不需要拉力（图9.7）。

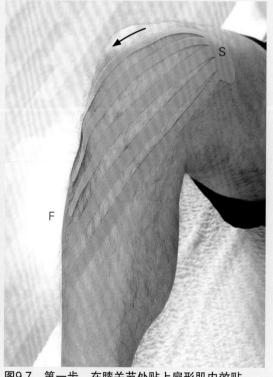

图9.7 第一步，在膝关节处贴上扇形肌内效贴

2. 重复同样的操作，但这次从大腿下部外侧开始，然后使各侧支与第一条扇形肌内效贴的各侧支交叠（图9.8）。

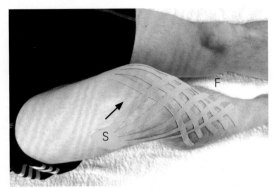

图9.8　第二步，与第一条肌内效贴交叠贴扎第二条扇形肌内效贴

大腿血肿/水肿（图9.9）

你可能会认为这只是简单的瘀伤，或者运动员所说的"断腿"，但实际上可能是"肌内血肿"（即肌肉腔内出血）。如果不给予治疗，或者治疗过度，可能会导致一种更复杂的情况——骨化性肌炎。这种情况，顾名思义，会导致软组织（即肌肉）潜在的骨化（成为骨），应该尽量避免。下次患者出现"断腿"时要小心，因为情况可能会严重得多。

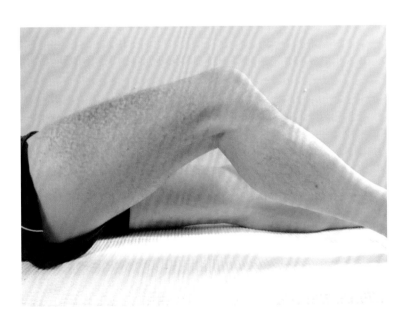

图9.9　大腿前外侧血肿/瘀伤

1. 膝关节微微弯曲，这样可以使股四头肌得到轻微的拉伸。从大腿上部外侧贴扎第一条扇形肌内效贴，各条分支交叉贴在大腿内侧下方，不施加拉力（图9.10）。

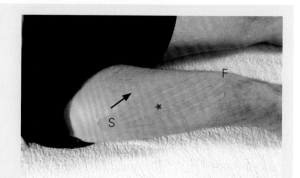

图9.10 第一步，在血肿处贴上扇形肌内效贴

2.重复同样的操作，但是这次从大腿上部内侧开始。将各侧支与第一条扇形肌内效贴各侧支交叠贴扎（图9.11）。

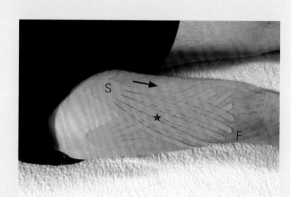

图9.11 第二步，与第一条扇形肌内效贴交叠贴扎第二条扇形肌内效贴

3. 用手或背亲纸摩擦肌内效贴表面数秒以激活黏合剂。

前臂疼痛：肌泵/骨筋膜室综合征

我在爱尔兰讲肌内效贴课程的时候，第一次向一位学生讲到这种技术。她是一名职业摩托车手，在每次比赛之前，她都会向物理治疗师请教预防前臂肌肉抽动的措施。我现在已经在牛津大学的赛艇运动员中多次使用这种技术，因为它也有助于降低前臂屈肌内"骨筋膜室综合征"引起疼痛的可能性（图9.12）。

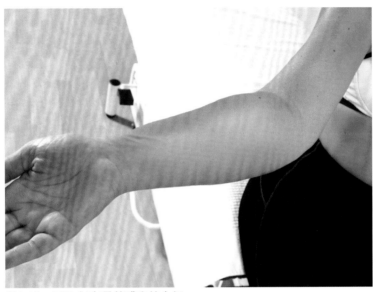

图9.12 屈肌水肿/骨筋膜室综合征

1. 先使肘关节和腕关节处于伸展位，然后取一条扇形肌内效贴，由前臂外侧开始，仅施加极小的拉力甚至不施加任何拉力，使每条侧支依次覆盖前臂屈肌（图9.13）。

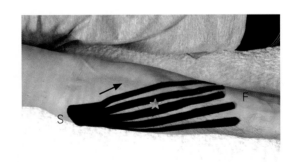

图9.13 第一步，在前臂屈肌处贴上扇形肌内效贴

2. 重复以上操作，但这次由前臂内侧开始，且使每条侧支与第一条扇形肌内效贴的侧支交叠（图9.14）。

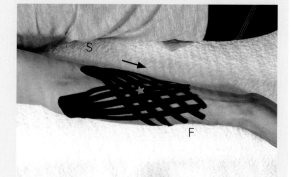

3. 用手或背亲纸摩擦肌内效贴表面数秒以激活黏合剂。

图9.14 第二步，与第一条扇形肌内效贴交叠贴扎第二条扇形肌内效贴

肩关节水肿

　　与踝关节相比，肩关节的水肿十分少见。如果患者整个肩关节疼痛，即不局限于一个部位，那么下面所讲的技术将能够非常有效地帮助其减轻水肿和疼痛（图9.15）。肩周炎通常也称为冻结肩，由于炎症累及肩胛骨，疼痛会影响整个肩膀，所以在我的经验中这项技术真的很有效。

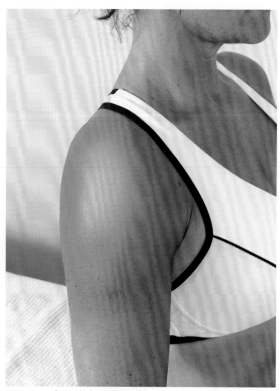

图9.15 常见的肩关节水肿

1. 将患者的手臂放置在身体两侧，不要拉伸肩部肌肉。从肩胛前侧靠近喙突处贴扎第一条扇形肌内效贴，将其各侧支依次贴在肩关节疼痛处，几乎不施加任何拉力（图9.16）。

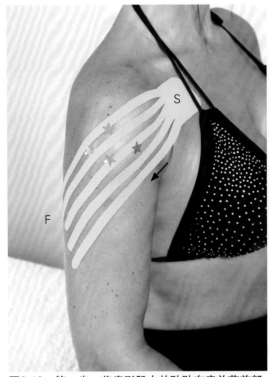

图9.16　第一步，将扇形肌内效贴贴在肩关节前部

2. 重复以上操作，但这次由肩关节后部开始，且使每条侧支与第一条扇形贴布的侧支交叠（图9.17）。

3. 用手或背亲纸摩擦肌内效贴表面数秒以激活黏合剂。

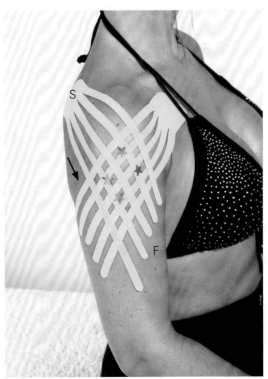

图9.17　第二步，与第一条肌内效贴交叠贴上第二条扇形肌内效贴

参考文献

［1］AMINAKA N, GRIBBLE P A.Patellar taping, patellofemoral pain syndrome, lower extremity kinematics, and dynamic postural control. Journal of Athletic Training, 2008, 43（1）:21–28.

［2］BIALOSZEWSKI D, WOZNIAK W, ZAREK S. Clinical efficacy of kinesiology taping in reducing edema of the lower limbs in patients treated with the Ilizarov method. Orthopaedic Traumatology Rehabilitation, 2009, 11（1）:46–54.

［3］BICICI S, KARATAS N, BALTACI G.Effect of athletic taping and Kinesio Taping on measurements of functional performance in basketball players with chronic inversion ankle sprains. The International Journal of Sports Physical Therapy,2012, 7（2）:154–166.

［4］CAPOBIANCO S, VAN DEN Dries G. Power Taping, 2nd ed. USA:Rocktape inc., 2009.

［5］CASTRO–SANCHEZ A M, LARA–PALOMA I C, MATARAN–PENARROCHA G A,et al. Kinesio Taping reduces disability and pain slightly in chronic non–specific low back pain: a randomised trial. Journal of Physiotherapy,2012,58（2）:89–95.

［6］CHEN P L, HONG W H, LIN C H,et al. Biomechanics effects of Kinesio Taping for persons with patellofemoral pain syndrome during stair climbing. Biomedical,2008,21:395–397.

［7］EARLS J, MYERS T.Fascial Release for Structural Balance.Chichester: Lotus Publishing,2010.

［8］FRATOCCHI G, MATTIA F D, ROSSI R,et al. Influence of Kinesio Taping applied over biceps brachii on isokinetic elbow peak torque. A placebo controlled study in a population of young healthy subjects. Journal of Science and Medicine in Sport, 2012, 16（3）: 245–249.

［9］GIBBONS J.Muscle Energy Techniques: A Practical Guide for Physical Therapists.Chichester:Lotus Publishing, 2011.

［10］GONZALEZ–IGLESIAS J, FERNANDEZ–DE–LES–PENAS C, CLELAND J,et al.Short term effects of cervical kinesiology taping on pain and cervical range of motion in patients with acute whiplash injury: a randomized clinical trial. Journal of Orthopaedic and Sports Physical Therapy,2009,39（7）:515–521.

［11］HSU Y H, CHEN W Y, LIN H C et al. The effects of taping on scapula kinematics and muscle performance in baseball players with shoulder impingement syndrome. Journal of Electromyography and Kinesiology,2009,19（6）:1092–1099.

［12］HUIJING P. Epimuscular myofascial force transmission: a historical perspective and implications for new research. Journal of Biomechanics,2009,42:9–21.

［13］HUIJING P, BAAN G. Myofascial force trsnsmission via extramuscular pathways occurs between antagonistic muscles. Cells Tissues Organs,2008,188:400–414.

［14］KARATAS N, BICICI S, BALTACI G,et al. The effect of kinesio tape application on functional performance in surgeons who have musculo–skeletal pain after performing surgery. Turkish Neurosurgery, 2011,22（1）:83–89.

［15］KASE K, TATSUYUKI H, TOMOKO O.Development of Kinesio Tape. Kinesio Taping Manual. Kinesio Taping Association,1996,6:117–118.

［16］KASE K, WALLIS J, KASE T.Clinical Therapeutic Applications of the Kinesio Taping Method, 2nd ed. Tokyo：Ken Ikai Co. Ltd,2003.

［17］KAYA E, ZINNUROGLU M, TUGCU I.Kinesio Taping compared to physical therapy modalities for the treatment of shoulder impingement. Clinical Rheumatology,2010,30（2）:201–207.

[18] KREMLER E, VAN DE PORT I, BACKX F, et al. A systematic review on the treatment of acute ankle sprain: brace versus other functional treatment types. Sports Medicine, 2011, 41(3):185–197.

[19] KT Tape: http://www.kttape.com; http://www.kttapeeurope.com/; http://kt–tape.ee/eng/kttape.aspx.

[20] LEE J H, YOO W G, Lee K S. Effects of head–neck rotation and Kinesio Taping of the flexor muscles on dominant hand grip strength. Journal of Physical Therapy Science, 2010, 22:285–289.

[21] LEE J H, YOO W G, LEE K S.Treatment of chronic Achilles tendon pain by Kinesio Taping in an amateur badminton player. Physical Therapy in Sport,2012, 13:115–119.

[22] LEE Y Y, CHANG H Y, CHANG Y C, et al. The effect of applied direction to Kinesio Taping in ankle muscle strength and flexibility. 30th Annual Conference in Biomechanics in Sports, Melbourne. Australia,2012.

[23] MERINO R, MAYORGA D, FERNANDEZ E, et al. Effect of Kinesio Taping on hip and lower trunk range of motion in triathletes. Journal of Sport and Health Research,2010, 2(2):109–118.

[24] MORRIS D, JONES D, RYAN H. The clinical effects of Kinesio® Tex taping: a systematic review. Physiotherapy Theory and Practice,2013,29(4):259–270.

[25] MURRAY H, HUSK L. Effect of Kinesio Taping on proprioception in the ankle. Journal of Orthopaedics & Sports Physical Therapy, 2001,31:A–37.

[26] MYERS T W. Anatomy Trains: Myofascial Meridians for Manual and Movement Therapists. Edinburgh:Churchill Livingstone/Elsevier, 2009.

[27] Rocktape: http://rocktape.net; http://rocktape.com.

[28] SCHLEIP R, FINDLEY T W, CHAITOW L et al. Fascia: the Tensional Network of the Human Body. Edinburgh:Churchill Livingstone/Elsevier,2012.

[29] Sporttape: http://www.sporttape.co.uk.

[30] THELEN M D, DAUBER J A, STONEMAN P D. The clinical efficacy of Kinesio Tape for shoulder pain: a randomized, double–blinded, clinical trial. Journal of Orthopaedic & Sports Physical Therapy,2008.38(7):389–395.

[31] Tiger K Tape: http://www.tigertapes.com.

[32] TSAI C T, CHANG W D, LEE J P.Effects of short–term treatment with kinesiotaping for plantar fasciitis. Journal of Musculoskeletal Pain, 2010, 18:71–80.

[33] TSAI H J, HUNG H C, YANG J L.Could kinesio tape replace the bandage in decongestive lymphatic therapy for breast–cancer related lymphedema? Support Care Cancer,2009, 17(11):1353–1360.

[34] VITHOULKA I, BENEJA A, MALLIOU P, et al. The effects of Kinesio Taping on quadriceps strength during isokinetic exercises in non athlete women. Isokinetics and Exercise Science,2010,18:1–6.

[35] YOSHIDA A, KAHANOV L.The effect of Kinesio Taping on lower trunk range of motions. Research in Sports Medicine: An International Journal,2007, 15(2):103–112.

主译简介

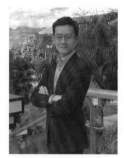

刘春龙　毕业于香港理工大学康复治疗科学系物理治疗专业。康复医学副教授，硕士研究生导师，广州中医药大学针康学院康复教研室主任，广东省高校优青培养对象，香港大学专业进修学院特聘讲师。中国冲击波医学学会青年常委，中国康复医学会物理治疗专业委员会委员，中国康复医学会教育委员会委员，广东省康复医学会作业治疗委员会常务理事，广东省康复医学会疼痛康复委员会常务理事。主持省部级课题4项、厅局级课题2项，参与国家自然科学基金1项，荣获广东省高校优秀青年培养基金项目资助。参编康复医学教材8部，主译《The Bobath Concept in Adult neurology》、《Orthopaedics: For the Physical Therapist Assitant》等康复技术经典著作。发表论文30余篇，其中SCI论文10篇。获得国家发明专利3项，实用新型专利5项。从事康复临床、教学、科研工作近二十年，创立"动态冲击波技术"理念，擅长运用MET、MWM、肌骨超声等技术治疗运动损伤类疾病。

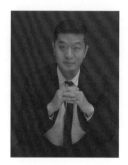

张志杰　毕业于香港理工大学康复治疗科学系物理治疗专业。博士，副教授，主任康复治疗师，硕士研究生导师，中国康复医学会物理治疗专业委员会副主任委员,中国研究型医院协会冲击波医学专业委员会副主任委员,中国中西医结合学会骨科康复专业委员会副主任委员,中国康复医学会康复医疗机构管理委员会常务委员,河南省冲击波医学教育及培训专家委员会主任委员,河南省肌骨超声专业委员会副主任委员。河南省洛阳正骨医院康复院区管委会副主任，上海体育学院康复治疗技术硕士生导师，广州体育学院运动医学硕士生导师。参与国家体育总局备战2012及2016年奥运会，为2018年雅加达亚运会中国代表团医疗专家成员，2018年男篮世界杯预选赛中国男子篮球队医疗专家组成员，擅长骨关节及运动损伤康复，主要从事肌肉韧带力学特性研究、体外冲击波在软组织疼痛的应用研究、肌骨超声在软组织疼痛诊断及应用等研究。发表论文50余篇，其中SCI论文18篇。获得中国康复医学会第一届科技进步二等奖，第一届中国康复医学会全国优秀康复治疗师称号。

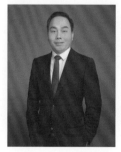

李晓刚　环球医生国际医疗中心（广州）骨科&运动损伤康复部主任，中国研究型医院学会冲击波专业委员会青委会常委，亚太康复医学交流中心(香港)中国联络主任。获得英国BODYMASTER COURSE(MET,KT,ASTT,VCS,PSJ&LS)、欧洲VODDER徒手淋巴引流技术、德国Schroth 3D脊柱侧弯矫正训练国际认证。2018中国男篮三人篮球国家队及U23世界杯中国男篮国家队集训队医。在环球医生每年诊治来自于全球30多个国家的患者，建立了骨科ORMT康复疗法体系。擅长运动损伤康复和脊柱相关疾病诊疗及足踝生物力学矫正。

对于物理治疗师或者任何可能接触或发生运动损伤的人群，包括教练、私教和运动爱好者，这本书都是必备的。在书中，Gibbons带领读者开启了一场肌内效贴技术的学习之旅，读者能够学习如何标记身体功能障碍部位，如何准备、裁切和应用贴布，以及针对不同问题制定特定的治疗方法。

本书开篇介绍了肌内效贴技术的原理和作用，首先解释了what（它是什么），when（何时使用）和why（为什么使用），随之介绍了how（怎么做），即如何正确应用肌内效贴技术来治疗疼痛和功能障碍。本书以图片的形式生动形象地呈现了50多个特定的疼痛部位，包括常见的运动损伤以及应用肌内效贴技术后的变化。Gibbons用一种通俗的方式阐释了这个富有吸引力的主题——肌内效贴技术，帮助读者培养在任何情况下都能自如应用肌内效贴技术的能力。

John Gibbons 是英国注册运动整骨疗法专家、作家，英国Bodymaster康复学院的讲师。他擅长运动损伤相关的评估、治疗和康复，还担任牛津大学运动队的康复治疗总监，从1999年开始一直在运动医学和物理治疗领域讲学，为英国乃至国际上具备相关资格的专业人士提供康复技术培训。他还撰写了多篇关于物理治疗各方面的文章，发表在SportEx、Federation of Holistic Therapies、Massage World、 Positive Health、Sports Injury Bulletin等平台。

> 这本书清晰地阐述了肌内效贴技术的治疗原理、施治部位、贴布张力控制方法等，帮助治疗师在治疗中取得更好的疗效。

策划编辑 李　林
责任编辑 任燕利
责任校对 崔春娟
封面设计 张　伟
责任印制 张艳芳

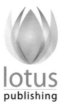

lotus
publishing

分类建议：生活 / 健身

ISBN 978-7-5349-9676-4

9 787534 996764 >

定价：58.00 元